中国中医科学院中医药信息研究所自主选题科研成果

民国名中医临证教学讲义选粹丛书

恽铁樵内经讲义

孟凡红　杨建宇　李莎莎　主编

中国医药科技出版社

图书在版编目（CIP）数据

恽铁樵内经讲义/孟凡红，杨建宇，李莎莎主编 . —北京：中国医药科技出版社，2017.5

（民国名中医临证教学讲义选粹丛书）

ISBN 978 – 7 – 5067 – 9063 – 5

Ⅰ. ①恽… Ⅱ. ①孟… ②杨… ③李… Ⅲ. ①《内经》 -研究 Ⅳ. ①R221

中国版本图书馆 CIP 数据核字（2017）第 023582 号

美术编辑 陈君杞
版式设计 麦和文化

出版 中国医药科技出版社
地址 北京市海淀区文慧园北路甲 22 号
邮编 100082
电话 发行：010 – 62227427 邮购：010 – 62236938
网址 www. cmstp. com
规格 889×1194mm $^1/_{32}$
印张 10 $^3/_4$
字数 168 千字
版次 2017 年 5 月第 1 版
印次 2017 年 5 月第 1 次印刷
印刷 三河市航远印刷有限公司
经销 全国各地新华书店
书号 ISBN 978 – 7 – 5067 – 9063 – 5
定价 29.00 元

版权所有 盗版必究
举报电话：010 – 62228771
本社图书如存在印装质量问题请与本社联系调换

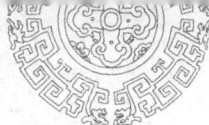

民国名中医临证教学讲义选粹丛书
编委会

主编单位　中国中医科学院中医药信息研究所

光明中医杂志社

顾　　问	王永炎	程莘农	陈可冀	陆广莘	路志正　余瀛鳌
	王致谱	盛国荣	孙光荣	许敬生	吴大真　崔　蒙
主任委员	李宗友	张华敏			
主　　编	孟凡红	杨建宇	李莎莎		
副 主 编	刘国正	胡晓峰	柳越冬	赵京生	徐江雁　张　磊
编　　委	（按姓氏拼音顺序排列）				

蔡德英	陈素美	程　英	储戟农	高宏杰	郭　敏
郝　峰	侯酉娟	胡　欣	华　强	韩素杰	姜　岩
蒋丁苾	康小梅	郎　朗	李　娟	李　楠	李　薇
李彦知	梁　琳	刘仙菊	刘学春	刘应科	陆锦锐
栾海燕	明新科	牛亚华	农汉才	潘艳丽	秦立新
尚文玲	孙海舒	孙鸿杰	王　体	王俊文	魏素红
魏素丽	吴文清	杨　硕	尹仁芳	张伟娜	赵林冰
赵元辰	朱培一				

近年来，关于中医药高等教育改革问题的讨论比较多，不但涉及中医药高等教育模式改革问题，而且涉及中医药高等教育教材创新问题。新中国成立以来，自从吕老（原卫生部中医司第一任司长吕炳奎主任中医师）组织编辑我国第一套中医药高等教育教材以来，中医药高等教育教材先后做了一些创新和适度修订。上个世纪80年代，又是在吕老的倡导、指导、组织下，由光明中医函授大学编辑了我国第一套中医药高等教育函授教材。此后，中医药高等教育函授教材和自学教材陆续出版了不少。但是，总体来讲，大家对目前的中医药高等教育教材并不是十分满意，已引起了广泛的关注。因此，中医药高等教育教材的改革创新是目前全国中医药教育的重点研究课题之一。

中国中医科学院和光明中医杂志社等单位的教学和研究人员联合选辑点校民国时期中医教学讲义，是利国利民、振兴中医之举！正当大家努力探索中医药高等教育教材创新之时，选辑点校民国时期中医教学讲义，这是"以史为鉴"之举，是继承创新之必需！这必将对中医药高等教育教材改革有新的启迪。

"创新"是时代的最强音，也是科技界尤其是中医界近来最为关注的"词语"。然而，没有继承的创新，必然是无源之水，无本之木。只有坚持在继承基础上创新，才能求得新的发展，整理出版民国时期中医教学讲义，必将有助于当前中医药高等教育教材的创新和发展。对中医界来讲，这次选辑、点校出版民国时期中医教学讲义，是新中国成立以来的第一次重大创举！是实实在在的在继承基础上的"创新"！

民国时期中医教学讲义有不少，我们这一代有很多老大夫在初学中医时读的就是这些教材（讲义），这些讲义和现代中医药教育教材相比较，最大的特点是——重实用、重经典，但又决不泥古，并且及时把握最新科研成果，把临床病案直接纳入教材，而且学习模式大多是边读书学习，边跟师实践。这次重新校辑这些讲义，不但可以给全国中医药高等教育教材改革提供参考，而且也给全国中医药高校教师提供新的教学参考书，也给中医药院校的在校生及社会自学人员提供新的学习辅导用书。同时，对临床医师有重要的临床指导意义，无疑，也是临床中医师继续教育的参考用书。换言之，民国时期中医教学讲义精选的出版，必会有大量的读者群，必将给中医界提供一套实用的教学和临床参考用书。

这套教材选辑了"铁樵函授医学讲义""承淡安针灸学讲义""秦伯未国医讲义""兰溪中医专门学校讲义"和"伯坛中医专科学校讲义"5部分，当然这并不是民国时期中医教学讲义的全部，但是，这是"精华"，这是见微知著，窥"斑"知"豹"。因此，这次能再版这些讲义教材，实属不易，这是科研人员和出版人员的心血和汗水的结晶！

民国时期中医教学讲义的选辑点校出版，是诸多民国时期讲义第一次从图书馆阁楼书架上走下来，与现代中医学子、广大师生和医务工作者见面，肯定会得到广泛的欢迎和喜爱。我相信，今后会有更多的民国时期中医教学讲义陆续再版。这次开拓创新之举，必将对中医教材改革起到促进作用，对中医学术发展起到推动作用，必将有助于中医药学的再创辉煌！

中国工程院院士
程莘农
2012年5月于北京

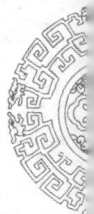

余 序

　　中国中医科学院和光明中医杂志社等单位的相关专家，他们合作纂辑点校了《民国名中医临证教学讲义选粹丛书》，我在展阅后不胜欣悦。此选辑刊行是对以儒学奠基的中华传统医药文化领域一项新的贡献。

　　在中医药学传承、发展的历史长河中，民国时期处于"西学东渐"益趋鲜明、旺盛的岁月。当时全国的中医院校当然不能与新中国成立后相比，但名医名著亦较为昭著、丰富，而医药教学则以"师带徒""父传子女"作为"主旋律"，但在一些较大的城市或某些地区，也创办了若干中医院校。回忆在上世纪三四十年代，我在上海读中小学阶段，市内有中国医学院、新中医医学院、上海中医专科学校、中国医学专修馆等校；在此以前的民国前期，上海有丁甘仁先生主办的"上海中医专门学校"，在当时是卓有影响的中医名校，培育了众多的后继杰出人才，该校前辈们所编撰的教学讲义，惜已流散失传殆尽。先师秦伯未先生是丁甘仁先生的高足，他从事中医教学数十年，早年成立"秦氏同学会"，自编了多种中医教材，传世者几希。现《民国名中医临证教学讲义选粹丛书》的编者们，能从多种渠道探索搜求，并予选

1

辑、校释，可谓是对我国优秀传统文化传承的历史性贡献，因为它反映了这段历史时期的中医教学讲义不同于今古的学术内涵和教学风格。

中华人民共和国成立后，中医的临床、教学渐趋正规。1955年，原卫生部组建了中医研究院（现中国中医科学院），组织专家们主编了九种中医教材，江苏省中医进修学校也编纂了多种中医教材。1956年，我国部分地区建立了中医高等院校，在原卫生部中医司首任司长吕炳奎同志的倡导下，组织各院校编写了基础与临床的各科教材，经过多次审订、修改，产生了全国中医高校统一应用的多种教学讲义，并在数十年中多次修订、改版，教学内容趋于系统、全面而丰盈。当然也存在一些不同的看法，但鄙见认为：不同历史时期的中医教学课本内容仍有相互交流、取长补短的学术价值。民国时期的教学讲义，其中的"重经典、重临床"以及部分教材中的中西医学术融会，是其主要学术特色，也是它所展示具有重要参阅价值的学术平台，值得予以深入研究。

我在阅习了《民国名中医临证教学讲义选粹丛书》后，为编者们的精心纂辑和出版社同仁们的慧眼相识通力协作，感触良深，并殊多欣慰，遂漫笔以为序。

中国中医科学院

余瀛鳌

2016年12月

总 前 言

民国时期（1911—1949）是中医学发展独特的、多难的时期，然而，由于人为地分类，民国时期的中医典籍未被划到古医籍中，故而不被列入中医古籍整理出版之列。因此，民国时期的许多中医著作一直没能与广大读者见面，尤其是民国时期中医教学讲义。随着许多老前辈、老中医的退休、仙逝，很有可能就被淹没。现在，中医学教学模式、中医学教材的改革被提到当前中医教育改革重要的议事日程，此时此刻，选辑点校整理出版民国时期中医教学讲义，一可填补民国时期中医书籍讲义类出版之空白，二可为当前中医教改和教材编写提供参考、启迪思路。这也是这次选辑民国时期中医教学讲义的意义所在！

民国初期，由于当时的北洋政府将中医教育在整个国家教育体系中漏列，导致中医界的奋起抗争，中医界有志之士积极筹办中医学校，以期既成事实，希望当时的政府承认中医教育的合法性。由此，服务于学校面授及函授教育的教材就应运而生了。然而，由于历经国内战乱和抗日战争，再加之印刷技术的局限和信息交通不便，使许多优秀的中医学讲义未能幸存。本次我们收集了恽铁樵全部医学教学讲义、秦伯未国医讲义、承淡安针灸学讲义，以及张山雷和陈伯坛编著的部分中医教材讲义进行点校整理以类汇编，共收讲义39种，按类分为15个分册，以期尽可能地反映当时中医药教学的情况。这些讲义分属中医基础理论、针灸学、内科学、中医经典类、临床类等，还有充分体现衷中参西的内容。

2006年，我们就开始了对民国时期中医药文献的现存状况进行调研，并对文献整理和保护加以研究，提出"民国中医药文献抢救整理的思路及设想"，论文发表于中国科技核心期刊《中国中医药信息杂志》2006年第11期，引起同行专家的关注。在众多医史文献专家的支持、指导、帮助下，我们开始了民国时期中医教学讲义的收集、整理工作。近几年间，由于工作繁忙，收集、点校整理工作在艰难地持续地缓慢进行着，我们始终坚持着，为了中医梦，不抛弃，不放弃！天道酬勤，柳暗花明，我们的工作终于得到中国中医科学院中医药信息研究所领导的重视，使我们更有了干劲，信心更足，从而促成本套丛书得以顺利面世。

本套丛书是中国中医科学院自主选题研究项目"民国中医药教材调研及代表性教材整理研究"（项目编号：ZZ070326）成果之一，在此衷心感谢中国中医科学院中医药信息研究所领导对本项目的支持；感谢众多医史文献、教育、临床专家的悉心指导；感谢全国各地图书馆对我们工作资料收集等方面的帮助。同时，对各位参与丛书点校、整理和研究的工作者的辛勤劳动、无私奉献精神和干劲，表示敬佩和谢意！对中国医药科技出版社的鼎力出版，表示感动、感激和感谢！

最后还是要说明一下，本丛书仅是民国时期优秀中医讲义的"豹斑"而已，还需要我们继续努力，收集、整理、点校、出版更多更好的民国时期名中医教学讲义，以飨读者。毋庸讳言，本丛书中或许存在着这样那样的不足和疏漏，恳请各位专家、同仁、广大读者批评指正，以求修订和完善！为了实现美好的中医梦而共同努力！共同进步！

《恽铁樵临证基础讲义》

《脉学讲义》

《十二经穴病候摄要》

《医学入门》

《病理概论》

《病理各论》

《神经系病理治要》

《恽铁樵医学史讲义》

《医学史》

《医家常识》

《恽铁樵内经讲义》

《内经讲义》

《群经见智录》

《课艺选刊》

《答问汇编》

《恽铁樵伤寒论讲义》（上）

《伤寒论讲义》

《恽铁樵伤寒论讲义》（下）

《伤寒广要》

《恽铁樵金匮要略讲义》

《金匮要略辑义》

《金匮翼方选按》

《金匮方论》

《恽铁樵温病讲义》

《温病明理》

《热病讲义》

附：《热病简明治法》

《章太炎先生霍乱论》

《霍乱新论》

《梅疮见垣录》

《恽铁樵临证各科与药学讲义》

《杂病讲义》

《妇科大略》

《幼科讲义》

《药物学讲义》　　　　　《妇科学讲义》
《验方新按》　　　　　　《幼科讲义》
《恽铁樵临证医案讲义》　**《张山雷脉学讲义》**
《药盒医案》　　　　　　《脉学正义》
《临证笔记》　　　　　**《张山雷中风讲义》**
《秦伯未国医基础讲义》　《中风斠诠》
《生理学讲义》　　　　**《陈伯坛金匮要略讲义》**
《诊断学讲义》　　　　　《读过金匮论》
《药物学讲义》　　　　**《承淡安中国针灸学讲义》**
《秦伯未国医临证讲义》　《中国针灸学讲义》
《内科学讲义》

编者

2016 年 12 月

于北京·中国中医科学院

整理凡例

一、原书系繁体字本，今统一使用简体字；通假字或异体字径改，如"藏府"一律改为"脏腑"，"纖微"均改为"纤维"。

二、原书系竖排本，现易为横排本，依照惯例，书中的"右"或"左"字，径改为"上"或"下"字，不出注。

三、正文按内容分段，并按现代汉语规范进行标点断句。

四、本书以点校为主，凡书中明显刊刻错误，予以径改，不出注。如：本与末，已与己，岐与歧，大与太，佗与陀，臀与臂，隔与膈，温与湿，热与熟，炮与泡，等等。对个别疑难字词酌加注释。校注及注释均采用页下注形式。

五、原底本中的双行小字，今统一改为单行，字号较正文小一号。

六、原书中的医学名词，有与现代不一致处，仍依其旧，保留原貌。如白血球、阿司匹灵等。

七、原书药名错误径改，不出注。如芫花（误为"莞花"），辛夷（误为"辛荑"），蒺藜（误为"夕利"）等。

八、原文所提及的书名一律加书名号。书名为简称时，为保持原貌，不作改动。个别比较生僻、容易产生歧义的加注说明。

九、为方便读者查阅，原书有目录的照录，补上序号；原目录与正文不一致者，则依照正文改正；原书无目录的，依据正文补上序号和目录。

十、书中的一些观点与提法，有的带有明显的时代局限性，但为保持原著的完整性，本次均不作删改，希望读者研读时有分析地加以取舍。

十一、本丛书的整理和点校严格按照古籍整理原则进行，尊重历史，忠实原著，除上述说明外，凡改动之处，均出注说明。

本册总目录

内 经 讲 义

恽铁樵　著

秦立新　赵林冰　孟凡红　整理

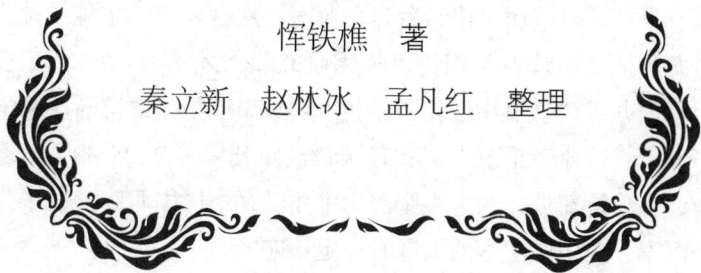

内 容 提 要

恽铁樵（1878—1935），名树珏，字铁樵，别号冷风、焦木、黄山，江苏省武进人，是近代具有创新思想的著名中医学家。早年从事编译工作，后弃文业医，从事内科、儿科，对儿科尤为擅长，致力于理论、临床研究和人才培养。1925年在上海创办了"铁樵中医函授学校"，1933年复办铁樵函授医学事务所，受业者千余人。著有《群经见智录》等24部医学著作，有独特新见，竭力主张西为中用，是中国中西医汇通派代表医家，对中医学术的发展有一定影响。

本书系"铁樵函授中医学校"教材之一，共八期，注释通讲《素问》九篇，即《上古天真论》《四气调神大论》《生气通天论》《金匮真言论》《阴阳应象大论》《阴阳离合论》《阴阳别论》《灵兰秘典论》和《六节藏象论》。这九篇是《素问》的核心部分，涉及生命本真、养生大法、天人关系、阴阳学说、藏象学说等内容，是中医学理论的核心。在这部《内经讲义》中，恽氏讲授的是自己对于有关理论的认识和解读，并结合亲身临床实践对某些内容进行了详细的评述，包括对此前历代注家的疏注进行评述。《讲义》追求表达的逻辑性，注重以经解经，其评述意见中肯、观点明晰、文字鲜活，颇有独到之处，是中医前辈的心得之作。

在人类认知发展的历史长河中，个人的实践和认识难免有局限性，作为近现代中医大家的恽铁樵先生，也不例外。但是，瑕不掩瑜，其《内经讲义》有助于中医后人对《内经》

和中医理论的理解，读后颇为受益。

本书约成书于民国十一年（1922年），刊于民国十三年（1924年）。

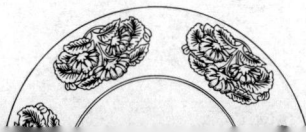

目录

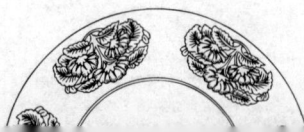

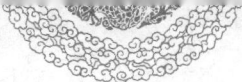

第一期

上古天真论

"真"字与"真人至人"之"真"字同义,《黄庭经》云:积精累气以为真,是也。"天真"之"天"字,等于《孟子》"良知""良能"之"良"字,乃不加穿凿之谓。上古天真者,谓惟上古之人,能保有此天真耳。

昔在黄帝,生而神灵,弱而能言,幼而徇齐,长而敦敏,成而登天。

《易·系辞》云:神农氏没,黄帝氏作。《史记·本纪》:黄帝者,少典之子,生而神灵以下五句,颂圣之词。吴昆山云:生未满百日曰幼。《史记·正义》云:年十五曰成。徇齐之徇字,义同遍,言圣哲遍知而神速也。敦,厚也。敦敏二字,适相反。常人敦即不敏,敏即不敦,惟圣人能兼之也。成而登天,《史记》作成而聪明。据《史记·正义》:年十五曰成,不当登天。此一节文字是全书小序,下文"乃"字承

5

上文说，不是登天之后，再问岐伯也。

乃问于天师曰：余闻上古之人，春秋皆度百岁，而动作不衰。今时之人，年半百而动作皆衰者，时世异邪，人将失之邪。

丹波元简云：黄帝称天师，见《庄子·徐无鬼篇》。马氏云：度，越也，与渡通。人将失之，《千金》作将人失之。

岐伯对曰：上古之人其知道者，法于阴阳，和于术数，食饮有节，起居有常，不妄作劳，故能形与俱，而尽终其天年，度百岁乃去。

马蒔云：法天地之阴阳，调人事之术数，术数所该①甚广，如呼吸按跷及《生气通天论》阴平阳秘、《阴阳应象大论》七损八益之类。丹波氏云：《庄子·天道篇》有术数存焉。《史记·仓公传》：问善为方数者。《索隐》：数，音术数之数。《抱朴子》云：仙人以药物养生，以术数延命。

今时之人不然也，以酒为浆，以妄为常，醉以入房，以欲竭其精，以耗散其真，不知持满，不时御神，务快其心，逆于生乐，起居无节，故半百而衰也。

丹波氏云：《周礼》有浆人。又《孟子》箪食壶浆。

【铁按】浆是必须的，酒非必须的。以酒为浆，犹

---

① 该：古同"赅"，完备，引申涵盖、概括。

云将酒当饭吃。以妄为常，无在而不妄也。耗，《新校正》引《甲乙经》作好，今《甲乙经》作耗。好，谓嗜好，与欲字对待，语意自明。然周秦文字，虽多排偶句，字面不必如此齐整，作耗羡之耗亦佳。不时御神，别本作不解，亦是与知字对待。持满，是保泰持盈意。御神，即《孟子》求放心意，能养心者，能御其神。务快其心句，即妄作劳之注脚，以快心为务者，皆妄也，故逆于生乐。

夫上古圣人之教下也，皆谓之虚邪贼风，避之有时，恬淡虚无，真气从之，精神内守，病安从来。

潘之恒黄海云：皆谓之三字，句法甚妙，前人注多不当。愚以为谓之者，语之也。语之云何？即下八字是也，言圣人之教不择人，而皆告之以避虚邪贼风，避之有时。时，即八节八风之时。丹波氏云：据潘氏此说，不必依全元起《太素》改易字句而自通。又云，《老子》恬淡为上，《庄子》恬淡无为，《淮南子》曰静穆恬澹。李善《洞箫赋》注：恬，静也。《说文》：憺，安也。恢、淡、澹、憺，通用。

【**铁按**】虚无由于恬淡，则真气从之。凡如此者，精神内守，病不得入，是《内经》养生之主旨。盖病之由于外因者，罔不乘虚而入；病之由于内因者，必因气乱而起。不能恬淡，则脏气必乱。

是以志闲而少欲，心安而不惧，形劳而不倦，气从以顺，各从其欲，皆得所愿。

7

无为恬淡，不过纯任自然，观形劳而不倦句，可知非清静寂灭。

故美其食，任其服，乐其俗，高下不相慕，其民故曰朴。

其民故曰朴，别本作曰朴。丹波氏云：唐人曰日二字，同一书法，见顾炎武《金石文字记》。曰朴义较长。

是以嗜欲不能劳其目，淫邪不能惑其心，愚知贤不肖，不惧于物，故合于道。所以能年皆度百岁而动作不衰者，以其德全不危也。

嗜欲，《甲乙》作色欲。《新校正》全元起本，道下有数字，《千金》亦有数字。

帝曰：人年老而无子者，材力尽邪，将天数然也。

《曲礼》《说文》并云七十曰老，此处老字，似当作七十以上解。

岐伯曰：女子七岁肾气盛，齿更发长；二七而天癸至，任脉通，太冲脉盛，月事以时下，故有子；三七肾气平均，故真牙生而长极，身体盛壮；五七阳明脉衰，面始焦，发始堕；六七三阳脉衰于上，面皆焦，发始白；七七任脉虚，太冲脉衰少，天癸竭，地道不通，故形坏而无子也。

《褚澄遗书》云：男子为阳，阳中必有阴，阴之中数八。故一八而阳精生，二八而阳精溢。女子为阴，阴中必有阳，阳之中数七。故一七而阴血生，二七而阴血溢。阳精阴血，皆饮食五谷之秀实也。张景岳云：
天癸者，天一之气也。诸家俱以精血为解，然详玩本
篇，谓女子二七天癸至，月事以时下；男于二八天癸
至，精气溢泻。是皆天癸在先，而精血继之，分明先
至后至，各有其义，焉得谓天癸即精血？本末混淆，
殊失之矣。夫癸者，天之水，干名也。故天癸者，言
天一之阴气耳，气化为水，因名天癸，其在人身，是
为元阴，亦曰元气。第气之初生，真阴甚微，及其既
盛，精血乃王。故女必二七，男必二八，而后天癸至，
在女子月事以时下，在男子精气溢泻，盖必阴气足而
后精血化耳（下略）。《质疑录》云：天癸者，天一所
生之真水，在人身为元阴。丹波氏云：《管子》云人，
水也，男女精气合，而水流形。《家语》云：男子八
月而生齿，八岁而龆①，二八十六岁而化。《韩诗外
传》云：男子八岁而龆，十六而精化小通，女子七岁
而龆，十四而精化小通。《通雅》② 云：小通言人道
也。亦可以互证。王注：冲任流通，经血渐盈，应时
而下，天真之气降，与之从事，故云天癸也。此似指
天癸为月事，马氏因讥之。然《应象大论》调此二者

---

① 龆（tiáo）：本义，乳齿（名词）；引申义，儿童换齿
（动词）。

② 《通雅》：明代科学家、文字学家方以智撰，共 52 卷，
收入《四库全书》。《通雅》内容广泛，考证名物、象数、训诂、
音声等。

下，王注：调，谓顺天癸性而治身之血气也。则其意亦与张氏略符。马氏直谓阴精，景岳已辨其误。隐庵、士宗并云：天癸，天乙所生之癸水，则全本于景岳。薛氏《原旨》云：天癸者，非精非血，乃天一之真，故男子亦称天癸，亦复同。

【铁按】经文既云天癸至，任脉通，月事以时下，天癸、月事自是二物。其在男子，云天癸至精气溢泻。精气、月事皆因天癸，天癸至而月事下，月事下而能有子，分明是两层。若云天癸即是月事，犹之谓月事即是儿子，宁可通乎？顾各家皆云天一之精，又云天乙所生之癸水，此精此水究是何物？费解已极。假使开环球医学大会，中医得分据一席地，此天一癸水之说，恐不能得诸硕彦之谅解也，鄙意此可分两层说明之。据汤姆生《科学大纲》，生理学家最近发明：人身之发育由于腺体，腺有两种，有有管腺，有无管腺。有管腺主分泌，可见之液体如汗、唾、泪等；无管腺亦主分泌，液体却不可见，其所分泌非精、非血、非脂、非膏，有之则四肢百体健康，无之则四肢百体萎缩，因名其所分泌曰合而孟。曾用动物试验，当发育期割去此腺，则猥琐不长。而各无管腺复各有专职，割去某腺，则某种官能萎缩，大略在新生理说腺篇。近顷彼邦擅返老还童术者，无他谬巧，不过割开生殖腺，以山羊腺接之。虽齿危发秃，七十老翁经割后数月，能恢复壮岁聪强情状。经文云天癸至，精气溢泻；

天癸竭肾脏衰，形体皆极。此天癸者，若欲指其物以实之，吾必以合而孟当之，此一说也。或者谓此不过比附之词，现时代解剖渐精，故有无管腺可以比附天癸。其实中国医学是一贯的，不必有此等比附，而确有至理，绝非模糊影响①之谈，科学家言可以为佐证而已。《天元纪大论》云：应天之气，动而不息，五岁而右迁；应地之气，静而守位，六期而环会。天五地六，即《易经》天数二十有五地数三十，天地之数五十有五之文（详细解说详后）。《韩氏医通》云：男子八岁至六十四，女子七岁至四十九，即大衍自然之数。丹波氏云：阳主进、阴主退，天地之常理，大衍之数。五十有五，加九之阳数，则为六十四，进之极也；减六之阴数，则为四十九，退之极也。本篇八八七七，即是此义。上古圣人，仰观天象，俯察人文。《易经》一画为天，两画为地，三画为人，谓之三才，故卦有三画天地人，即《易经》之源。一切术数，无非由此产生。《易经》是两元学说，故《系辞》曰一阴一阳之谓道。惟其是两元学说，所以阳之中有阴，阴之中有阳，则一数变为二数，故曰兼三才而两之故六。天地人初非各自为政，不相为谋者也，苟留心考

———

① 影响：影子和声响。唐·韩愈《上宰相书》："彼惟恐人山之不深，入林之不密，其影响昧昧，惟恐闻之於人也。"

察，在在①可以得其交互之关系，是天之中有人，人之中有天，地之中有天人，天地人交互为说，则当三而三之则为九。数奇者为阳，偶者为阴，六数偶，故六为阴数；九数奇，故九为阳数。《内经》与《易经》，大致相同，故懂得《易经》，便懂得《内经》。女子七岁毁齿，十四小通，四十九而断绪，此非空言，乃是事实。男子之八岁毁齿，十六小通，六十四而精竭，亦同。人身有如许事实，于是七与八、四十九与六十四之四数，可谓人之数。《月令》之五日一候，三候一气，可谓地之数；五岁右迁，六期环会，可谓天之数。合天地人诸数，参伍错综，以观其变，而为之说，是为术数之学。谨候其气，毋失其时，即所谓和于术数。然则天癸者，乃术数学中之术语，曰至者，指人身于此时期成熟；曰竭，指人身于此时期衰老。如此而已，更不必加以鉴说，而意义自明。顾虽如此，《韩诗外传》《家语》仅言龀龀②，《内经》独言天癸，是古人已确知有此一物。《老子》曰：其中有精，其精至真。近顷科学家曰：宇宙间有一种潜势力，不可捉摸，无法可试验，然确知其有，因名之曰以太。天癸之名词，亦犹《老子》之言精，科学家之言以太。

---

① 在在：处处，到处，各方面。
② 龀（chèn）：《说文解字》毁齿也。指儿童换牙（动词）、乳牙（名词）。

又《内经》有所谓藏德，亦复近似（解见《阴阳应象大论》)，但藏德指天说，天癸指人身说，皆精与以太之类，此又一说也。

丈夫八岁肾气实，发长齿更；二八肾气盛，天癸至，精气溢泻，阴阳和，故能有子；三八肾气平均，筋骨劲强，故真牙生而长极；四八筋骨隆盛，肌肉满壮；五八肾气衰，发堕齿槁；六八阳气衰竭于上，面焦发鬓颁白；七八肝气衰，筋不能动，天癸竭，精少，肾脏衰，形体皆极；八八则齿发去，肾者主水受五脏六腑之精而藏之，故五脏盛乃能泻，今五脏皆衰，筋骨解堕，天癸尽矣，故发鬓白，身体重，行步不正而无子耳。

六八阳气衰于上，《甲乙》无"竭"字。形体皆极，丹云：《东京赋》马足未极。薛注：竭，尽也。受五脏六腑之精而藏之，与主不明则十二官危，十一脏取决于胆，心者五脏六腑之大主也，文法同。

【铁按】肾脏，主排泄，若就形能言之，凡色欲过度者，面色不华，则血病阴虚而咳则肺病，消化不良则脾胃亦病，此与五脏六腑有关者，乃生殖腺之作用，非内肾之功能也。《内经》所言，即指腺之功能，若就现在所发明之合而孟言之，是饮食入胃，消化之后，由胃壁肠壁吸收精华，输之血管，遍行于全身，由微丝血管分泌液体，输与各脏器，各脏器受之分工、制造而为各种液体，无管腺即所谓各脏器之一，而合而孟即所制造各种液体之一。今云肾受五脏六腑之精而藏之，与西说不同，又合而孟是各种无管腺之内分泌，不仅指生殖腺，《内经》似专指生殖腺，是亦不同。吾疑全身腺体皆一个系统，喉症之喉头扁桃腺发炎肿，汗腺则闭，汗腺开则扁桃腺肿消。梅毒之皮脂腺、汗腺均与常人不同，原因在生殖腺之受病。又患颈疬者，甲状腺肿硬，腋下腺亦随之而肿，其人必不能耐劳，食欲、性欲亦猛锐减退，似此种种均各腺体有交互关系之显著者。鄙人不知西医，不知西国于此亦有说否，姑直书所见，以待能者之诠释。《内经》从生理病理之形能立说，所谓肾者主水，受五脏六腑之精而藏之，皆是生理之形能。其云五脏盛，乃能泻，不云肾脏盛乃能泻，亦有颠扑不破者在。假使仅肾脏盛，便无余事，则仅仅割换生殖腺，便能长生不死矣，今割换生殖腺，仍不能长生不死，可知一脏独盛之无益，然则五脏盛乃能泻，岂非甚确？总之，人体秘密，探讨不尽，现虽知有合而孟，其真相若何？各腺体交互关系若何？各腺体与各脏器交互又若何？毕竟有不明了者，在吾人综合中西学说观之，则比较能得要领，是则读书之方法也。

帝曰：有其年已老而有子者，何也？岐伯曰：此其天寿过度，气脉常通，而肾气有余也，此虽有子。男不过尽八八，女不过尽七七，而天地之精气皆竭矣。

【铁按】年老而有子，王注：谓所生子女不过八八七七，不甚妥当，故马氏以为非是。《韩氏医通》主大衍之数，五十有五说，谓进九为六十四，退六为四十九，乃天地之常数。寻绎经文，此虽有子句，属上文，盖谓虽肾气有余者能老而有子，然普通一般，男不过尽八八，女不过尽七七，八八七七天地之精气已竭，其肾气有余者，属例外者也。

黄帝曰：余闻上古有真人者，提挈天地，把握阴阳，呼吸精气，独立守神，肌肉若一，故能寿蔽天地，无有终时，此其道生。中古之时，有至人者，淳德全道，和于阴阳，调于四时，去世离俗，积精全神，游行天地之间，视听八远之外，此盖益其寿命而强者也，亦归于真人。其次有圣人者，处天地之和，从八风之理，适嗜欲于世俗之间，无恚嗔之心，行不欲离于世，被服章，举不欲观于俗，外不劳形于事，内无思想之患，以恬愉为务，以自得为功。形体不敝，精神不散，亦可以百数。其次有贤人者，法则天地，象似日月，辩列星辰，逆从阴阳，分别四时，将从上古，合同于道，亦可使益寿，而有极时。

丹云：《庄子》云，不离于真，谓之至人，又至人无己，神人无功，圣人无名。八远之外，《淮南子·地形训》云：九洲之外，乃有八殥。注：殥，犹远也。

被服章句。干注：以为上下不接，然实是上句注脚，盖言和光同尘。举不欲观于俗。观字去声，《国语》：先王耀德不观兵，观即耀字意。逆从阴阳，张云：阳主生，阴主死；阳主长，阴主消，故贤人逆从之。

【铁按】盖谓逆之从之，各有其宜，即调阴阳也。

本篇均问答语，自帝曰以下，却是黄帝自述所闻。其精处，皆道家养生之言，然语颇荒渺，读者不以辞害意可也。

第二期

恽铁樵　著

四气调神大论

高本删大论二字，云：君臣问答曰论，无问答曰篇。吴云：此篇言顺四时之气，调摄精神，亦上医治未病也。刘云：《史记》春生夏长秋收冬藏，此天地之大经也，弗顺则无以为纪纲，故四时之大顺不可失。

春三月，此谓发陈，天地俱生，万物以荣，夜卧早起，广步于庭，披发缓形，以使志生，生而勿杀，予而弗夺，赏而勿罚，此春气之应，养生之道也。逆之则伤肝，夏为寒变，奉长者少。

发陈，发散敷陈之义。春气之应者，以人事应天道也。夏为寒变，隐庵云：木伤不能生火，故于夏月火令之时，反变而为寒病。然此说实不了当，愚意春之暖为夏①之暑，秋之愤为冬之怒，是四时自然之功用，犹言春之生为夏之长，秋之收为冬之藏，逆春之

———————————————

① 夏：原误作"春"，据文义改。

17

生气，则夏时无所资以为长。其所以为寒变者，夏季空气温度高于体温，人体本寒，所以能与天时相得者，赖有生气。生气足，斯与天时相得，则为长养；若生气不足，不能与天时相得，斯为寒变。

夏三月，此谓蕃秀，天地气交，万物华实，夜卧早起，无厌于日，使志无怒，使华英成秀，使气得泄，若所爱在外，此夏气之应，养长之道也。逆之则伤心，秋为痎疟，奉收者少，冬至重病。

景岳云：心属火，王于夏，夏失所养，故伤心。心伤则暑气乘之，至秋而金气收敛，暑邪内郁，于是阴欲入而阳拒之，故为寒；火欲出而阴束之，故为热。金火相争，故寒热往来而为痎疟。丹云：冬至重病四字，以前后文例之，疑衍。

秋三月，此谓容平，天气以急，地气以明，早卧早起，与鸡俱兴，使志安宁，以缓秋刑，收敛神气，使秋气平，无外其志，使肺气清，此秋气之应，养收之道也。逆之则伤肺，冬为飧泄，奉藏者少。

丹云：张志聪注，容，盛也，万物皆盛实而平定也，误。《说文》：容，盛也，乃盛受之义，非盛实之谓。王、马、景岳，并为容状之容，则与发陈、蕃秀、闭藏异旨。《济圣经》① 注云：容而不迫，平而不偏，是谓容平。此说似是。《五常政大论》以金平气为审

---

① 济圣：《素问识》作"圣济"。

平。《说苑》曰：秋者天之平。冬为飧泄。景岳云：肺伤则肾水失其所生，故当冬令，而为肾虚飧泄。丹云：飧，本作餐，又作飡。《说文》：餐，吞也。《玉篇》：飧，水和饭也。《释名》：飧，散也。《列子·说符》注：飡，水浇饭也。盖水谷杂下，犹水和饭，故云飧泄也。

【铁按】据此是飧泄，乃完谷不化。就病证而论，夏多洞泄，秋多痢疾，滞下若完谷。伤寒太阴证、少阴证所常有，无单独病完谷者，是又未可泥也。

冬三月，此谓闭藏，水冰地坼，无扰乎阳，早卧晚起，必待日光，使志若伏若匿，若有私意，若已有得，去寒就温，无泄皮肤，使气亟夺，此冬气之应，养藏之道也。逆之则伤肾，春为痿厥，奉生者少。

吴云：肾气既伤，春木为水之子，无以受气，故为痿厥。痿者，肝木主筋，筋失其养而手足痿弱也。厥，无阳逆冷也。

【铁按】冬主肾，主闭藏。肾主骨，伤肾则骨痿。春所资以为发陈者，即在冬之闭藏，今逆养藏之道，至于骨痿，则春之所资者仅矣，故云奉生者少。是痿乃骨痿，非筋痿也，痿由于伤肾，自当属骨，骨为肾之合也。秋季之伤肺飧泄。飧泄当属大肠，不属肾，大肠与肺相表里也，由此推之，夏为寒变，无胆火也；秋为痎疟，脉凝泣也。《疟论》云：得之夏，伤于暑热，气盛藏于皮肤之内，肠胃之外。此荣气之所舍也，此令人汗空疏，腠理开，因得秋气。汗出遇风，及得之以浴，水气舍于皮肤之内，与卫气并居。卫气者，昼行于阳，夜行于阴，此气得阳而外出，得阴而内薄，内外相薄，是以日作。证之病证，凡新秋犯冷雨者，辄患痁①，是经文之注脚也。荣行脉中，卫行脉外，荣即指脉管中所沉出之液体，经似言因受暑病，客于荣分，因而腠理疏，无以应秋气之收，故云奉收者少。因卫气之作用，是以日作，然则秋之痎疟，全因荣血受病，心之合也。病源是受暑，夏日心之应，此即五脏应四时之理，测天以验人，观四时推行之功用而明人身病气传变之顺逆，历试不爽，然后创为学说。四时之作用，以术语显明之，曰生长化收藏；脏腑顺逆之理，以术语显明之，曰金木水火土。今注家皆不明此理，皆用五行为说，似乎先有五行，然后有病理，即此倒因为果，已足令自古迄今研求医学者坠入五里雾中而有余。

天气，清净光明者也，藏德不止，故不下也。天明则日月不明，邪害空窍。阳气者闭塞，地气者冒明，云雾不精，则上应白露不下；交通不表，万物命故不施，不施则名木多死；恶气不发，风雨不节，白露不下，则菀槁不荣；贼风数至，暴雨数起，天地四时不相保，与道相失，则未央绝灭。

---

① 痁（shān）：古书上指疟疾。

王注：谓此节言天以例人。马氏、吴氏、景岳并同。隐庵则云：上节论顺四时之气而调养其神，然四时顺序，先由天气之和，如天地不和，则四时之气亦不正矣，故复论天地之气焉。丹云：王注虽取义深奥，却似混淆不明，当以志聪说为得。

【铁按】此节语多不能凿解，大约古人理想测天之说。藏德不止故不下也两句，即天行健君子以自强不息意，与近顷吸力互维之说相近。藏德两字，颇有哲学气味。藏之对为显，苟无所藏，即不能有所显，何以知其藏？即从日月之显明看出，故云天明则日月不明。藏德之德，若拟之人身，似即指生命之源，譬如真阳外越者，生命在呼吸之顷，即是天明则日月不明两句注脚。总之，无所藏，即不能有所著也。天气清净光明者也两句，古人非认苍苍者为光明，因认天为阳，故如此说耳。邪害空窍，指耳目口鼻，即是无所藏，不能有所著之意，邪害空窍指人，天明则日月不明指天。两句相连，似天人界限不甚分明，然正是周秦人文字古拙处。阳气者闭塞至未央绝灭，连用排偶文字，藏用并举，皆所以说明天明则日月不明句意义。云雾不精，丹氏引《汉书》，作晴字解，甚当。丹云：《史记·天官书》：天精而景星见。注：精即晴。《汉书·京房传》阴雾不精均足为证。王注精微之气，似凿。高注：精犹极也，不可通。《尔雅》：天气下，地气不应，曰雾；地气发，天不应曰雾。此说甚长，各家注均未洽。交通不表两句，王氏、吴氏、高氏、隐庵均表字断句，马氏、景岳、李仲梓均命字断句。吴云：阴阳二气，贵乎交通，若交通之气不能表扬于外，则万物之命无所施受，则名木先应而多死。景岳云：独阳不生，独阴不长，若上下不交，则阴阳乖而生道不能表见于万物之命，故生化不施。丹氏是吴说。

【铁按】万物命三字相连，不辞实，甚恐有讹字，是当缺疑。第就排偶文气观之，大意固自可通。菀槁不荣。景岳云：菀、郁同，槁、槁同。丹引《诗·小雅·菀彼柳》①。斯是。隐庵以菀为茂木，槁为禾秆，误。未央绝灭，央即中央之央，半也。《诗·小雅》夜未央注：夜未半也。

唯圣人从之，故身无奇病，万物不失，生气不竭。

丹云：自天气者清净，至生气不竭，一百二十四字，与四气调神之义不相干，且文意不顺承，疑他篇错简。

逆春气，则少阳不生，肝气内变。逆夏气，则太阳不长，心气内洞。逆秋气，则太阴不收，肺气焦满。逆冬气，则少阴不藏，肾气独沉。

肺气焦满，景岳云：肺热叶焦，为胀满也。丹云：

①《诗·小雅·菀柳》："有菀者柳，不尚息焉。"后以"菀柳"指枝叶茂盛的柳树。三国·魏·应璩《与从弟君苗君胄书》："逍遥陂塘之上，吟咏菀柳之下。"彼，疑为"陂"，有三读音 bēi, pí, pō，此处读 bēi，意为：池塘、水岸、水边、斜坡。

盖谓肺胀喘满等证。王注作上焦解，误也。独沉，《新校正》云：《太素》作沉浊，《甲乙》作浊沉。观上文焦满，则《甲乙》为是。此处少阳、太阳、太阴、少阴指时令言，非十二经络之太少，拙著《见智录》中标本中气节，言之綦详。《内经》固以肺与大肠属秋，而太阴为秋季之主。然丹氏以为此处太阴、少阴当互易，其考据甚详，不可不知。丹云：此指时令而言者，以太阳、少阳例推之，疑是互误。《灵枢·阴阳系日月》云：心为阳中之太阳，肺为阳中之少阴，肝为阴中之少阳，脾为阴中之至阴，肾为阴中之太阴。《春秋繁露》云：春者少阳之选也，夏者太阳之选也，秋者少阴之选也，冬者太阴之选也。

【铁按】此不过备一说，无当要领，仍以《见智录》所解释者为长。

夫四时阴阳者，万物之根本。所以圣人春夏养阳，秋冬养阴，以从其根，故与万物浮沉于生长之门。逆其根，则伐其本，坏其真矣。故阴阳四时者，万物之终始也，死生之本也，逆之则灾害生，从之则苛疾不起，是谓得道。

苛疾，小疾也。《说文》：苛，小草也。《礼记》：疾痛苛痒。郑注：苛，疥也，言能顺四时，虽癣疥之疾不生也。各注作苛疟解。吴云：与痾同。均非是。高云：四时之太少阴阳者，乃万物之根本也，所以圣人春夏养阳，使少阳之气生，太阳之气长；秋冬养阴，

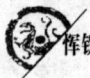

使太阴之气收，少阴之气藏，养阳养阴，以从其根。
丹云：高氏此解，贯通前章，尤为切当。王注：诸家
及朱彦修说，并似失章旨。

【铁按】经文云：夫四时阴阳者，万物之根本也。
阴阳二字，包在四时之内，非与四时对待者。下文春
夏养阳，秋冬养阴，即就四时所著之阴阳，而养人身
之阴阳以应之。然则质言之，四时者，万物之根本也。
注家不明此义，必以阴阳为说，经旨遂尔不明，即如
高注：四时之太少阴阳者，乃万物之根本也。是万物
之根本，乃太少阴阳，转将四时两字抛荒，谓万物之
根本是太少阴阳，遂觉玄妙，不可思议；谓万物之根
本是四时，遂觉平实，容易索解上古圣人创为医学，
果以玄妙不可思议之说炫人乎？且照鄙说，《内经》
全书可以不烦言而解，何止贯通前章。

道者，圣人行之，愚者佩之。从阴阳则生，逆之
则死；从之则治，逆之则乱。反顺为逆，是谓内格。
丹云：王注愚者佩之，佩服而已。非也。李冶
《古今黈》① 云：佩，背也。古字通。果能佩服于道，
是亦圣人之徒也，安得谓之愚哉？滑伯仁云：佩，当
作悖。吴云：佩与悖同。

是故，圣人不治已病治未病，不治已乱治未乱，

---

① 《古今黈》：全称《敬斋古今黈》；黈（tǒu），意为"黄
色""增添"。

此之谓也。夫病已成而后药之，乱已成而后治之，譬犹渴而穿井，斗而铸锥，不亦晚乎！

宋本"斗而铸锥"，坊本作"铸兵"，丹云：当作"锥"字。

生气通天论（一）

王注《六节脏象论》云：通天者，谓元气，即天真也。《宝命全形篇》曰：人生于地，悬命于天，天地合气，命之曰人。

黄帝曰：夫自古通天者，生之本，本于阴阳。天地之间，六合之内，其气九州、九窍、五脏、十二节，皆通乎天气。

薛福成圈点宋版《内经》，夫自古通天者生断句，盖本吴鹤皋本，似未妥当。生字既属上句，下文之本二字乃不成句，之字作是字解亦未稳洽，是当从隐庵。九州岛九窍并言，亦天人界限不分，凡类此者，均不必凿解。五脏十二节句，与下节参看。

其生五，其气三，数犯此者，则邪气伤人，此寿命之本也。

其生五，其气三。高主五行三才，景岳主三阴三阳，丹引杨上善《太素》注：在天为阳，在人为和，在地为阴。

【铁按】上文云：其气九州岛九窍五脏十二节皆通乎天气，下文此因时之序，则三五当指时令说，五日为一候，动植均生变化，人体应之，故云生。三五十五日为一气，故云气。若从诸家说，上下文反不能贯通，而经旨晦矣。数犯此者，即犯三五之生气。寿命之本，亦即三五之生气，言天气之生五，天气之气三，人身应之，乃生命之本也。

苍天之气，清净则意志治，顺之则阳气固，虽有贼邪，弗能害也。此因时之序，故圣人传精神，服天气，而通神明。失之则内闭九窍，外壅肌肉，卫气散解，此谓自伤，气之削也。

苍天之气两句，一天一人，清净则意志治，不清净则意志乱。顺之则阳气固，逆之则卫气解散。苍天泛指天，不专属春。"传"字，景岳、吴氏并云"受"也，然受必有授，似尚未洽，不如解作传经之传，所谓因时之序也。前篇春夏秋冬各有应付之法，是即传精神之注脚。

阳气者，若天与日，失其所，则折寿而不彰。故天运当以日光明，是故，阳因而上，卫外者也。

马云：本篇所重在人卫气，人之卫气，本于天气，故曰生气通天。此说最允当明白。

因于寒，欲如运枢，起居如惊，神气乃浮。

【铁按】此节与下文暑湿气三节并列，文字颇错落，诸家解释互异，极不明了。细循之，恐有缺文脱简。就大段言之，寒属冬，暑属夏，湿属秋。气，高氏释为风，则属春，是四季并举也。而第一节欲如运枢，照王注，深居周密如枢纽之内动，是御寒之道，非病证。暑湿气三节，则皆言病证，本书绝少如此文法。又，体若燔炭是暑温，首如裹与大筋四句，似非一种病，末节独举肿之一证，高释为风淫末疾，又如何阳气竭，亦属可疑。又，因于湿，首如裹，是清邪中上之病，而拘与痿，实非湿病，转是风病。鄙意以为肿三句与大筋四句，互易颇可通。盖首如裹，湿在上也，湿热不攘为肿，四维相代，湿从下受也。今之病脚气者，先脚肿不即治愈，入腹攻心，则喘满，而手亦肿，至手肿，则脚反不肿，则多不救。所谓四维相代，阳气竭也，此种确为因湿而病者。至于大筋缓短四句，乃内风为病。气字，果如高释作风解，因于气下接大筋缓①短四句，于理论经验皆合。

因于暑汗，烦则喘喝，静则多言，体若燔炭，汗出而散。

丹云：王注此不能静慎，伤于寒毒，至夏而变暑病也。此说非也。朱震亨详辨之，当考《格致余论》。景岳云：暑有阴阳二种，阳证由于中热，阴证由于中寒。烦则喘咳两句，言暑之阳者，烦固喘喝，静亦不免多言。盖邪热伤阴，精神内乱，故言无伦次。汗出

_____

① 缓（ruǎn）：缩短。《说文》帛之绉曰缓，缩也。

而散句，是言暑之阴者。此说一细审之，牵强纽合弥甚，不可为训。张志聪云：天之阳邪，伤人阳气，两阳相搏，故体如燔炭。阳热之邪，得吾身之阴液而解，故汗出而散也。高云：若伤暑无汗，则病燥火之气，故体如燔炭。此两说较长。

【铁按】此节经文极明了，因于暑汗，言因于暑，而病者当汗也。夫云当汗则其病无汗，可知惟其无汗，所以体若燔炭，热甚则喘而惊呼，故云烦则喘喝。正气虚则入阴分，而见郑声，故云静则多言。烦则喘喝为初一步，为病尚在阳经；静则多言为后一步，为病已传人阴经。体若燔炭句，本当在烦则喘喝之上，今置之静则多言之下者，亦自有故。体若燔炭，言热壮也，热壮者必不静，静则热必不壮，此事理之显然者。暑病无不体若燔炭，惟传至阴经之后则否。暑病无不当汗，然当于初步体若燔炭时汗之，若既传入阴经则汗之无及，虽汗亦不散，故云体若燔炭汗出而散。

因于湿，首如裹，湿热不攘，大筋缄短，小筋弛长，缄短为拘，弛长为痿。

朱氏《格致余论》云：湿者，土浊之气。首为诸阳之会，其位高而气清，其体虚，浊气熏蒸，清道不通，沉重而不爽利，似乎有物以蒙冒之。失而不治，湿郁为热，热留不去。大筋缄短者，热伤血，不能养筋，故为拘挛。小筋弛长者，湿伤筋，不能束骨，故为痿弱。因于湿，首如裹，各三字为句，文正而意明。

马氏、景岳、隐庵、士宗并循原文而释，吴氏、薛氏从朱氏改定。

【铁按】朱氏解释前半良是，惟云失而不治，湿郁为热，伤血不能养筋，热伤大筋，湿伤小筋，不免穿凿，亦未见有如此病证。凡拘挛痿弱之病，为血少为热，皆积久虚风内动所致，湿纵有之，亦为副因。

因于气，为肿。四维相代，阳气乃竭。

高云：气，犹风也。《阴阳应象篇》云：阳之气，以天地之疾风名之，故不言风而言气。

阳气者，烦劳则张，精绝，辟积于夏，使人煎厥。

丹云：辟与襞同。《司马相如传》襞褶褰绉。师古注：襞积即今之裙褶。高云：重复也。汪昂云：如衣襞积。景岳云：病名。误也。煎薄为对待名词，薄骤而煎缓。王氏《溯洄集》云：阳盛则阴衰，故精绝。辟积犹积叠，谓怫郁也。

【铁按】此条表面所言者，为劳剧阳张，底面意义则为阴虚则热、烦劳伤精，故云精绝。详煎厥之煎字，亦阴虚涸竭之意。辟积于夏，盖即能冬不能夏也。

目盲不可以视，耳闭不可以听，溃溃乎若坏都，汩汩乎不可止。

四句并上节为一节，言若何是煎厥也。目盲不可以视，耳闭不可以听，以现有之病证证之，二者恒得其一，不必耳目俱废。《礼记》：汚其宫而猪焉。郑注：猪，都也。郦道元《水经注》：水泽所聚谓之都。

王氏《溯洄集》：都，犹堤防也，汩汩水流也。阴虚潮热骨蒸肉削，在上则痰多，涕泣俱出；在下则遗精，寐中则盗汗，皆所谓溃溃乎若坏都，汩汩乎不可止者也。遗精、盗汗、痰多皆有治本之道，涩止化痰无益，故云不可止。后人以煎厥对薄厥言，呕血倾盆盈碗者为薄厥，痰中夹红者为煎厥，义虽近似，而此段经文总示了然。王氏《溯洄集》论此节最详，惟总不如吾说之直截了当，鄙人身膺此病，故知之最详，所谓多病知医也，兹录《溯洄集》一节于后，以资参考。

王氏《溯洄集》云：夫阳气者，人身和平之气也。烦劳者，凡过于动作皆是也。张，谓亢极也。精，阴气也。蘗积，犹积叠。积水之奔散，曰溃。都，犹堤防也。汩汩，水流而不止也。夫充于身者，一气而已，本无异类也，即其所用所病而言之，于是乎始有异名耳。故平则为正，亢则为邪。阳气则因其和以养人而名之，及其过动而张，亦即阳气亢极而成火耳。阳盛则阴衰，故精绝，水不制火，故亢火郁积之甚。又当夏月火旺之时，故使人烦热之极，若煎迫然，火炎气逆，故目盲耳闭而无所用，此阳气欲绝，故其精败神去，不可复生，若堤防之崩坏，而所储之水奔散滂流，莫能以遏之矣。夫病至于此，是坏之极矣，王冰乃因不晓都字之义，遂略去此字，而谓之若坏，其可乎哉？又以此病纯为房患，以胀为筋脉膜胀，以汩汩为烦闷，皆非是。

【铁按】王冰注不知所云，可谓于经文全无理会，不知当时何以悍然下笔。丹氏引《圣济总录》：人参散，治煎厥气逆，头目昏愦，听不闻，目不明，七气善怒，方用人参、远志、茯苓、防风、芍药、门冬、陈皮、白术。鄙意亦不以为可，盖经文耳盲、耳闭原非必悉其之证，谓浮火在上，当有目盲耳闭，诸见证耳溃溃若坏都、汨汨不可止，则煎厥必具之证，何以言之？《阴阳应象论》曰：年六十，阴痿，气大衰，九窍不利，下虚上实，涕泣俱出矣。六十而衰，固属自然，初非因病，然其言涕泣俱出，则与煎厥实有相通之理，可以互证。盖同是出入废，则神机不守也。抑病至如此地步，其躯体已如坏都，则必有其他兼见之证，若能深明经旨，自能随证应付，无论《圣济》之方不佳，即属尽善尽美，亦安所用之。

阳气者，大怒则形气绝，而血菀于上，使人薄厥。

自此至形乃困薄，似章节字错简脱误。本篇四个阳气者，细为比较，此节阳气者三字，似衍说，详下节。

有伤于筋，纵，其若不容。

王注：怒而过用气，筋络内伤。此承上文作，各家亦无异议。然薄厥之病，血菀于上，果与筋纵有关系乎？今临床所习见者，为失血过多，不能养筋，阴虚内热，因热生风，则为拘挛抽搐，是筋急也。惟风湿则筋纵，病脚气，初步脚肿且重，筋脉不仁确有纵，其若不容光景。然则以此节连上文解，非是。

汗出偏沮，使人偏枯。汗出见湿，乃生痤疿。高粱之变，足生大丁，受如持虚，劳汗当风，寒薄为皶，郁乃痤。

丹云：汗出偏沮，诸注不一，考《千金》作祖。又《养生门》云：凡大汗勿偏脱衣，喜得偏风半身不遂。巢源引《养生方》同。《灵枢·刺节真邪》云：虚邪偏容于身半，其入深，内居荣卫，荣卫稍衰，真气去，邪气独留，发为偏枯。下文汗出见湿、劳汗当风、高粱之变，皆有为而发疾者，则作祖似是。足生大丁，《新校正》足读为"饶"，吴为"能"，张为"多"。潘楫《医灯续焰》云：足生者，必生也。并为是。《春秋繁露》云：阴阳之动，使人足病喉痹。足字用法，正与此同。痤疿，《说文》：痤，小肿也。《玉篇》：疖也。巢源有夏月沸疮，盖疿字即沸字，从疒者。高粱，《孟子》朱注：膏，肥肉。粱，美谷。赵岐注：细粱如膏。

【**铁按**】但细粱如膏，决不生丁，肥肉美谷为是。丹又云：皶字书鼥、皷、瘖、臚、皻，并是查字。《外台》有粉皻。王注：俗云粉刺是也。

【**铁按**】鼥即俗所谓酒糟鼻子。《晋书》江东王氏，世代皻鼻。然则此病关乎遗传，不关劳汗当风寒薄之故，此则当怀疑待考者。又《内经》文字虽古，亦不过与《国策》《礼记》相近，其文气均有线索可寻，此节错简脱误，有显然可见者。兹先假定章节，再赘说明，以供学者探讨，假定章节如下：

阳气者，烦劳则张，精绝，辟积于夏，使人煎厥。目盲不可以视，耳闭不可以听，溃溃乎若坏都，汩汩乎不可止。大怒则形气绝，而血菀于上，使人薄厥。有伤于筋，纵，其若不容。（说明）本篇言阳气者凡四，而烦劳与大怒，同是自伤。《内经》惯用排偶文字，大怒上阳气者三字，当然是衍文。况煎厥、薄厥，分明两排。有伤于筋句，论文法，"有"字为分词，独立其上，"有"其字或"若"字省去，证以现所习见之病，固有因肝气而脚软手酸，剧则四肢不仁为风痹者，与薄厥呕血完全不同。各家注解，均以此与上文薄厥连讲，以为筋纵即是薄厥之见证，然则有字赘矣，况呕血者绝不见有筋纵之病。假使经文所言与病不合，亦何贵有《内经》哉？

阳气者，精则养神，柔则养筋。开阖不得，寒气从之，乃生大偻。陷脉为瘘，留连肉腠，俞气化薄，传为善畏，及为惊骇。营气不从，逆于肉理，乃生痈肿。魄汗未尽，形弱而气烁，穴俞以闭，发为风疟。汗出偏沮，使人偏枯。汗出见湿，乃生痤痱。劳汗当风，寒薄为皶，郁乃痤。高粱之变，足生大丁，受如持虚。（说明）说明阳气之功用，故用阳气者三字另提，开阖不得三句承养筋说，陷脉为偻五句承养神说。痈肿、风疟、偏枯、痤痱、大丁、皶痤，乃连类及之者，故将偏枯痤痹等四节移在风疟之后。其若不容，下接汗出偏袒，总觉无根。高粱之变节，移在劳汗当风下者，因受如持虚句，似总结上文。若曰开阖不得，则躯体之于外邪，如持虚器而受物也。以受如持虚句作一小结束，文气乃起迄分明，且与下文肉腠闭拒三句，互相呼应。

第三期

生气通天论（二）

阳气者，精则养神，柔则养筋。开阖不得，寒气从之，乃生大偻；陷脉为瘘，留连肉腠；俞气化薄，传为善畏，及为惊骇；营气不从，逆于肉理，乃生痈肿。魄汗未尽，形弱而气烁，穴俞以闭，发为风疟。

吴云：为寒所袭，不能养筋而筋拘急，形容偻俯矣。丹云：《脉要精微篇》，膝者，筋之府。不能屈伸，行则偻俯，筋将惫矣。大偻，义正同瘘。马云：鼠瘘之属。隐庵云：《金匮》所谓马刀侠瘿。丹云：《说文》瘘，颈肿也。慧琳《藏经音义》引《考声》云：久疮不瘥曰瘘。《巢源》有三十六瘘。李梴《入门》云：瘘即漏也。经年成漏者，与痔漏之漏同，但在颈则曰瘰漏；在痔则曰痔漏。腠，肉之理也。《阴阳应象论》王注：腠理，谓渗泄之门。俞气化薄，吴云：俞同输，有传送之义。薄，诸家均释为依薄之薄。

35

汪讱庵①云：寒气流连于肉腠之间，由俞穴传化，而薄于脏腑，则为恐畏惊骇，此阳气被伤，不能养神也。

【铁按】汪说似较各家为长，而丹氏非之，则亦未可为据。鄙意俞气化薄之薄字，似当作厚薄之薄解。俞，非井荣经俞合之俞，凡一身之穴，皆可曰俞。俞字，有传送之义，则俞气者，乃周流于一身之气。然不曰荣卫，而曰俞气，则又非周流之血，私意俞气二字，决非偶然。瘰既为颈肿，考之西国病理总论，项下正是扁桃腺所在，亦无管腺之一种，能输送合而孟以供给全身健全者。凡患瘰者，本为损证，形神枯暗，肉削皮薄。经验稍多者，望而可辨其病之深浅，是即所谓俞气化薄乎。然则俞气云者，即健体所著之气色，俞气化薄云者即损症，所著之气色与项下无管腺有关，故惟陷脉为瘰者，俞气化薄。瘰之为病，初非皮肤肌肉上事，故云陷脉。善畏惊骇，则损证应有之候也。营气不从三句，楼氏《纲目》改定在大偻下，楼云：营气不从逆于肉理乃生痈肿十二字，旧本误在惊骇之下。夫阳气因失卫，而寒气从之为偻，然后营气逆而为痈肿，痈肿失治，然后陷脉为瘰而留连于肉腠焉。

---

① 汪讱庵："讱"原误作"韧"，今正。余同。汪讱庵，名汪昂（1615—1695），清初医家，字讱庵，安徽休宁人，曾中秀才，因家庭贫寒，遂弃举子业，立志学医。他苦攻古代医著，结合临床实践，经过30年的探索研究，编著有《素问灵枢类纂约注》《医方集解》《本草备要》《汤头歌决》等。

丹云：楼氏改定如此，虽不知古文果否如此，其说则颇明备。魄汗，各家解释均未妥洽，丹氏之说最长。

丹云：魄、白古通，《礼·内则》白膜作魄膜。《淮南·修务训》云：奉一爵酒，不知于色，挈一石之尊，则白汗交流。《战国策》鲍彪注：白汗不缘暑而汗也。

故风者，百病之始也。清静则肉腠闭拒，虽有大风苛毒，弗之能害。此因时之序也。

本篇大章旨：清净，则意志治。因时之序，则贼邪勿能害。失时之序，则风寒暑湿伤之。烦劳大怒，则煎厥、薄厥。开阖不得，俞气化薄，则有种种病变，所谓内闭九窍，外壅肌肉。至此复言及时之序，章法极分明。

故病久则传化，上下不并，良医弗为。

故阳畜积病死，而阳气当隔，隔者当泻，不亟正治，粗乃败之。

上下不并，当是阴阳脱离之谓。吴云：水火不相济，阴阳相离，隔者当泻。泻字当活看，即正治之谓。鄙意疑此两节当互易，上下不并两句，承不亟正治说也，观上文所叙病证，皆当从治之证，初非一泻可以了事者。"病死而"三字疑衍。

故阳气者，一日而主外，平旦人气生，日中而阳气隆，日西而阳气已虚，气门乃闭。是故暮而收拒，无扰筋骨，无见雾露，反此三时，形乃困薄。

此亦因时之序，仅就一日言之者，固是一岁有四

时，一日有昼夜，然此中有深意。盖一岁有生长收藏，
一生有少壮衰老，一月有盈虚晦朔，一日有晦明旦暮，
乃至天有晴雨寒燠之非时，地有山泽燥湿之互异，人
有贫富劳逸之不同。就环境言之，几于移步换影，绝
少雷同之事，随时应付，惟有洞明大略，与时消息。
若食古不化，将执滞不通，动作食息，必至无一而可。
经文大段言岁立，有时仅言昼夜，盖生长收藏固人身
所资以为生者，而阴阳昏晓，与动作食息尤有密切关
系。质言之，饮食有节，起居有时，不妄作劳，即养
生之极。则有时又言人身之少壮衰老，如少壮老病已
与生长化收藏对待言之是也。人生之少壮老病已，即
一岁之生长化收藏，然二者不能吻合，对于老病之解
决法，为和阴阳、调四时，恬愉自得则精神不散。而
经文于昼夜及少壮老死，不甚深言者，因三者相合，
其数巧历不能穷，必求精密，反非养生之道，故仅言
大概，示活法在人，无反天和，即为得道。吾侪读此，
当心知其意，但明大略，小节自不至有背经旨。若熊
宗立以人之生年月日治病，求精反拙，是不知《内
经》者也。

**岐伯曰：阴者，藏精而起亟也；阳者，卫外而为
固也。阴不胜其阳，则脉流薄疾，并乃狂。阳不胜其
阴，则五脏气争，九窍不通。**

"起亟"字，各家解释多穿凿，观与"卫外而为
固"句相对，则藏精而起亟，当是与外相应意。起亟

字不甚可解，或有讹误。吴氏改起亟为为守也，转觉
不甚稳洽。其余各家，均嫌词胜于意。阴不胜阳两句，
伤寒阳明、少阴证最显，有燥屎则狂；伤寒末期，蜷
卧但欲寐畏光，舌枯燥，溲赤，大便或利或否，利则
粪水不多。得大剂附子，溲畅，诸恙渐回；更予附子，
则舌润；更予附子，则大便畅下，而病霍然。所谓阳
不胜阴，则五脏气争，九窍不通者也。

**是以圣人陈阴阳，筋脉和同，骨髓坚固，气血皆
从，如是则内外调和，邪不能害，耳目聪明，气立
如故。**

气立，景岳云：人受天地之气以立命，故曰气立。
王云：真气独立。

【铁按】此是《内经》专门名词，凡专名皆从寻
常语句节缩而来，则气立字望文生义，当不甚相远。

**风客淫气，精乃亡，邪伤肝也。因而饱食，筋脉
横解，肠澼为痔。因而大饮，则气逆。因而强力，肾
气乃伤，高骨乃坏。**

此节于上下文均不属，不知有无脱简？本节自为
起迄，意义自明，而王注甚误，拙著《见智录》中详
辨之，兹复录各家注释，以资参考。丹云：《说义》
淫，浸淫随理也。徐云：随其脉理而浸渍也。肠澼为
痔，吴云：肠中澼沫，壅而为痔。《续字汇》：澼，肠
间水。即根据《内经》本节，其实澼即癖字，以肠间
癖积之水，故从水作澼。《外台》癖饮或作澼饮，与

《庄子》澉澼洸之澼，迥然不同。肠澼二字，《灵》《素》中凡十见，多指赤白滞痢而言，唯本篇云肠澼为痔，盖古肠垢脓血出从谷道之总称。因而强力，王氏作入房解，吴氏、景岳同，士宗、隐庵、马氏均云强用其力，下文为肾气伤，则王注为得。

【铁按】肠澼为痔，王注加而字，盖认痔之原因为肠澼，其实不然。循绎经文，先有邪气伤肝，然后风客淫气既已。风客淫气，又复饱食，则筋脉横解而为痔。肠澼者，痔之病状，非痔之病因，筋脉横解乃真病因。邪伤肝，风淫气及饱食乃两层原因，故患痔者，必觉一部分肌肉下坠作痛，因筋脉横解也。治痔者，专从肛门着手，无论何药，不能奏效，亦因未能顾及筋脉横解之病因也。

凡阴阳之要，阳密乃固，两者不和，若春无秋，若冬无夏，因而和之，是谓圣度。

丹云：阳密乃固，《巢源》作阴密阳固。考下文云：阳强不能密，阴气乃绝，则《巢源》误。高云：上文云，圣人陈阴阳，内外调和，故此复言，因而和之。

故阳强不能密，阴气乃绝，阴平阳秘，精神乃治，阴阳离决，精气乃绝。因于露风，乃生寒热。

此节作韵语，的是周秦文字。因于露风，即风与露。王氏、隐庵均以露字作裸露解，不可从。

是以春伤于风，邪气留连，乃为洞泄；夏伤于暑，

秋为痎疟；秋伤于湿，上逆而咳，发为痿厥；冬伤于寒，春必温病。四时之气，更伤五脏。

洞泄与飧泄同。丹云：如空洞无底，故云洞泄。汉元帝吹洞箫，注：洞与筒同。《巢源》：洞泄者，利无度也。水谷痢候引本篇文详论之，当参考。又《史记·仓公传》：迥风即此。《太平御览》作洞风痎疟。《千金》作瘄疟，即疟耳。秋伤于湿，秋令为燥，然秋之首月，近于长夏，其至而不及，则为湿所胜。其至而太过，则同于火化，其平气，则又不伤人。此经文所以于伤人，只言风暑湿寒而不言燥。上逆而咳，景岳云：秋气通于肺，湿郁成热，则上乘肺金，故气逆而为咳，发为痿厥。诸家皆言湿伤于下，景岳且引上文因于湿大筋软短小筋弛长之文。

【铁按】因于湿、因于气，两条错简，既如吾以上所说，此处痿厥谓是因湿中于下，尤为无理。上逆而咳，发为痿厥，两句相连，详上逆字，可知是精气上壅，上盛下虚，热则骨痿，虚则厥冷耳。自春伤于风起，至春必温病止，皆承因于风露说，四时之气更伤五脏，乃结束风暑湿寒四层。观四时之气更伤五脏两语，可知《伤寒论》寒毒藏于肌肤，春不病，过夏至变为暑温之大背经旨。

阴之所生，本在五味；阴之五宫，伤在五味。是故味过于酸，肝气以津，脾气乃绝；味过于咸，大骨气劳，短肌，心气抑；味过于甘，心气喘满，色黑，

肾气不衡；**味过于苦，脾气不濡，胃气乃厚；味过于辛，筋脉沮弛，精神乃央。**

肝气以津，马云：肝气津淫而木盛。景岳云：津，溢也。胃气乃厚，丹云：此盖脾约证。汪讱庵谓：胃气乃厚，言利不言害，其余酸咸甘辛，言害不言利。谓古文不拘一例，殊勉强。上文阴之五宫，伤在五味，是故以下皆言味过则伤，岂有味过于苦，独言利之理？丹又云：此条五味偏过生疾，其例不一。言脾气者二，言心气者亦二，肝气、胃气、肾气各一，而不及肺气，未详何理？抑古文误耶。

是故，谨和五味，骨正筋柔，气血以流，凑理以密，如是，则气骨以精，谨道如法，长有天命。

【铁按】此节连上节，似均有讹误，当在盖阙之列。

金匮真言论（一）

丹云：《汉·高帝纪》如淳云：金匮，犹金縢也。师古曰：以金为柜，保慎之义。

黄帝问曰：天有八风，经有五风，何谓？岐伯对曰：八风发邪，以为经风，触五脏，邪气发病。

《灵·九宫八风篇》：大弱风、谋风、刚风、折风、大刚风、凶风、婴儿风、弱风，所谓天有八风也。

此无深意，即东南西北风加以东南、东北、西南、西北风，谓之八风，亦无不可。天有八风，与经有五风对待言之，一天一人，经即人之经气也。故岐伯云，云八风正则无所谓经风，八风邪则有经风。八风之邪，触于人之五脏，此邪风即发而为病，故经风有五也。吴氏以经字属风论，马氏说较长，亦言之不详，故赘释如上。

所谓得四时之胜者，春胜长夏，长夏胜冬，冬胜夏，夏胜秋，秋胜春，所谓四时之胜也。

丹云：此三十二字，文义不顺承，恐他篇错简，此节又见《六节脏象论》王氏补文中。

东风生于春，病在肝，俞在颈项；南风生于夏，病在心，俞在胸胁；西风生于秋，病在肺，俞在肩背；北风生于冬，病在肾，俞在腰股；中央为土，病在脾，俞在脊。

吴云：俞，输同，五脏之气至此而转输传送也。丹云：经文俞、输、腧通用。《史记》：五脏之输。注：经穴也。《项氏家说》云：腧，象水之窦，即窬字也。见《难经汇考》。

【铁按】诸家之说，皆是。然当知经输云者，乃从病证体会而得。例如：咳嗽有引肩背作痛者，其部位在右胛骨与背脊之间，此所以云肺俞在肩背也；遗精、滑精无不腰酸脚软者，故云肾俞在腰股也；肝病久者，项大做瘿，俗名气喉，故云肝俞在颈项也。心俞在胸胁。《难经》云：忧虑则伤心。今之病心痛、胁痛者，医均认为肝病，岂知经文固认此为心病，凡操心虑患久而成病者，必见心跳，心跳者脉必有歇止，脉有歇止，是循环系有障碍，是心房瓣膜病也。然则认脘痛、胁痛为肝病者，非是，故云心之俞在胸胁，脾之俞在脊。考之病症，小孩之乳积、惊风最显，凡小孩进乳太多，辄至成痓①，痓为脊强，乳多则脾不运也。其他病证，脾与脊有关者，不多见，尚待考虑。至于东南西北中字样，即上文所谓经有五风，原指人身之风，非言在天之风也。春夏秋冬云者，以人身之五脏，配合四时，所谓经风触五脏发病，不必泥定春夏秋冬，死煞句下也。

故春气者病在头，夏气者病在脏，秋气者病在肩背，冬气者病在四肢。故春善病鼽衄，仲夏善病胸胁，长夏善病洞泄寒中，秋善病风疟，冬善病痹厥。故冬不按蹻，春不鼽衄，春不病颈项，仲夏不病胸胁，长夏不病洞泄寒中，秋不病风疟，冬不病痹厥，飧泄而汗出也。

【铁按】自东风生于春起至此，凡四节，逐层推动，条理分明，惟第四节讹误至不可思议，遂使此四节经义全晦，兹先考订讹误，然后为总说明如下。末句飧泄而汗出也。《新校正》云：详此六字，据上文

_____

① 痓（zhì）：即痉，指筋脉痉挛、强直的病症。

疑剩。谓详审上文，不当有此六字也。李冶《古今
鞋》云：按本经《生气通天论》春伤于风，夏乃洞
泄；夏伤于暑，秋为痎疟；秋伤于湿，冬为痿厥；冬
伤于寒，春必病温。由是而言，春夏秋冬，无论启闭，
政宜随时导引，以开通利导之，但弗发泄，使至于汗
出耳。窃疑本经当云，冬不按跷，春必鼽衄，或病颈
项；春不按跷，仲夏必病胸胁，长夏必病洞泄寒中；
夏不按跷，秋必风疟；秋不按跷，冬必痹厥。其飧泄
而汗出也一句，飧字当析之为勿令二字，如此则词旨
俱畅，可谓通论矣。大抵导引四时皆可为之，惟不得
劳顿。至于汗出，则非徒无益，或反以致他疾，不特
于闭藏之时为不可，虽春夏发生长育之时亦不可。王
太仆不悟本经舛漏，坚主冬不按跷则四时俱病，盖为
纸上语所牵，而肆为臆说也，利害所系甚重，余于是
乎有辨。据此，则冬不按跷两句亦误，然自鄙意言之，
王注固非，李亦未为得也，且勿论其解释按跷，及析
飧字为勿令之支离勉强，抑其心粗胆大，实足令人惊
怖。愚按：篇首天有八风，经有五风，何谓？岐伯曰：
八风发邪，以为经风，触五脏，邪气发病，邪与经对
待言之。经有五风，即四时之风配五脏者。口经风，
乃不病人之风也，天之八风，发为邪风，以此邪风为
五脏之经风，则五脏触此邪气，当发病，乃病人之邪
风也。东风生于春，至冬气者病在四肢，言经风之触
邪而为病其径路如此，故春善病鼽衄，至冬善病痹厥。

言触邪而为病者，此下当赘一语，云所谓四时之邪也。
春不病颈项至冬不病痹厥，即经风之不病人者，此下
当赘一语，云所谓得四时之正者。故冬不按蹻两句，
疑当在夏暑汗不出之上。飧泄而汗出也句，是衍文。
所谓得四时之胜者七句，亦衍文。然此节起结两句，
本当分前后两节，而两胜字皆误。至何以如此错误，
则不可知矣。如鄙说，则经文条理分明，意义明了。
如李说，则与经旨相背，首节无着落，不辨自明也。
所谓俞者，非穴道，观春气在头，夏气在胸胁，可知
经旨祇言大略。

**夫精者，身之本也。故藏于精者，春不病温。夏
暑汗不出者，秋成风疟。此平人脉法也。**

此节与下节不连，《新校正》亦云：是必有缺文，
不必曲为解释。惟冬不按蹻两句，当在夏暑汗不出之
上，理由甚长。景岳、吴氏皆云：春不病温，言冬宜
闭藏，夏暑汗不出，为夏宜疏泄，然移冬不按蹻两句
于此，则文气较厚，且冬不按蹻，确与夏暑汗不出对
待。又，吾疑夫精者以下十六字，必由他处错简而来，
否则只当反说，不常正说。故藏于精者春不病温，详
其语气，明明承上文而言，必上文有冬不藏精春必病
温之语，然后此语气为合拍也。

**故曰：阴中有阴，阳中有阳。平旦至日中，天之
阳，阳中之阳也；日中至黄昏，天之阳，阳中之阴也；
合夜至鸡鸣，天之阴，阴中之阴也；鸡鸣至平旦，天**

之阴，阴中之阳也。故人亦应之。

丹云：平旦，平者，中分之意。《说文》：旦，明也，从日，见一上。《日知录》：平旦，寅也。可疑。黄昏，《月令广义》云：日落而天地之色玄黄，昏昏然也。《日知录》云：黄昏，戌也。亦可疑。合夜，言暮而合于夜也，盖定昏之谓。鸡鸣至平旦，自子至卯也。

【铁按】此即一昼夜四分之耳，不必泥也。窃谓此等处可以不求甚解。王注章节，故人亦应之句属下节，鄙意夫字另起，此句属上节为宜。

夫言人之阴阳，则外为阳，内为阴。言人身之阴阳，则背为阳，腹为阴。言人身之脏腑中阴阳，则藏者为阴，腑者为阳。肝、心、脾、肺、肾五脏皆为阴，胆、胃、大肠、小肠、膀胱、三焦、六腑皆为阳。

三焦、膀胱，王注引《灵枢》，今《灵枢》中无其文。《本输篇》云三焦者，足少阳太阴之所将，太阳之别也，与王注三焦者上合手心主，足三焦者太阳之别名，意义略同。

所以欲知阴中之阴、阳中之阳者，何也？为冬病在阴，夏病在阳，春病在阴，秋病在阳，皆视其所在，为施针石也。

高云：冬病在阴，肾也；夏病在阳，心也；春病在阴，肝也；秋病在阳，肺也。

故背为阳，阳中之阳，心也；背为阳，阳中之阴，肺也；腹为阴，阴中之阴，肾也；腹为阴，阴中之阳，肝也；腹为阴，阴中之至阴，脾也。此皆阴阳、表里、内外、雌雄相输应也，故以应天之阴阳也。

《内经》说来说去，只是四时，十二脏配十二月，与夫标本中见，无不是处相通，说详《见智录》，兹不具赘。

第四期

恽铁樵　著

金匮真言论（二）

帝曰：五脏应四时，各有所收受乎？

吴云：五方之色，入通五脏，谓之收。五脏各藏其精，谓之受。张云：言同气相求，各有所归也。

岐伯曰：有东方青色，入通于肝，开窍于目，藏精于肝，其病发惊骇，其味酸，其类草木，其畜鸡，其谷麦，其应四时，上为岁星，是以春气在头也，其音角，其数八，是以知病之在筋也，其臭臊。

丹氏引《白虎通》云：肝，木之精也。东方者，阳也。万物始生，故肝象木，色青而有枝叶，开窍于目。亦引《白虎通》谓：目能出泪而不能纳物，木亦能出枝叶，不能有所纳也。此说极牵强，不足为训。鄙意先有四时之生长化收藏，然后求之人身，拟其近似者，以生长化收藏配五脏之心肝脾肺肾。春日草木甲坼，人体亦意志发舒，经所谓发陈者也。然意志发舒，惟不病之人为然，若病则反感不适。春日之通常病不由外铄者，惟头眩、呕逆，其甚者，筋脉不仁、

49

多疑善怒，如是者，谓之肝病，谓之逆生气，故云春气者病在头。心者，循环之总汇、体温之所由发也。古人体会入微，心知其意，故以心为火，以配长气。呼吸之作用，吸酸除碳，有清肃意，与秋为近。且肺萎者涕泣俱出，肺痈者喘满自汗，肺叶焦者音哑，肺不能行水，则肢体肿胀，皆清肃之令不行也。四序之秋，其作用正同，故以肺配收气。凡不藏精者，神气浮而大骨坏，百病丛起，比诸冬不能藏，四序之功用悉隳，故以肾配藏气。生长收藏为四序之功用，然必有所资化。气者，生长收藏之所资也。脾胃腐熟水谷，为躯体之所资，故以脾配化气。秋行春令，冬行夏令，四序乱则病起。欲说明乱之所以，病势不得不有代名词以为说，于是有金、木、水、火、土。春主生，生最显者莫如木；秋主收，草木黄落，有肃杀意，命之曰金，金非五金，乃兵也；夏为火，火之对为水，故命冬为水；天地之化工以土，故中央曰土，化气为生长收藏之所资，无在不有，故以土寄王于四时。五行有相生相克之异者，即四序乱，生长化收藏之功用隳败之。谓如春行秋令、冬行夏令，皆是用五行为说，则其词简也。此为《内经》之根，其他五声、五色、五味等等皆从此推演而得，展转入细遂成学说。吾侪苟心知其意，东方何以是木，木又何以是肝，可以不繁言而解，注家不明此意，专以五行为说，不可通之处，多方凿解，陈陈相因，愈说愈远，皆不可从。其味酸,《书·洪范》:曲直作酸。义盖甚古。其畜鸡,贾子《新书》:鸡,东方之牲也,上为岁星。《五行大义》云:岁星,木之精。

【铁按】古书涉及天文者,至今日已无价值可言,然亦未可尽废。吾侪就其信而有征者研求之,其不可知者缺之。例如,日月连行之理,节气与大小建之所由来,此不必言医理,亦吾人应有之常识。至如肝之应岁星,其理不可究诘,是常缺疑者也。又月行与潮汐相应,日中见黑子,地球上之丰歉疾病,必生若干之变化,以此推之,则行星之影响于地球,为吾人所不知者必多。地球日月,比之祖孙父子,行星犹兄弟也,同在一太阳系中,安得不生关系?特非天文专家,恐无从研究耳。其数八,郑注《易·系辞》云:天一生水于北,地二生火于南,天三生木于东,地四生金于西,天五生土于中。阳无偶,阴无配,未得相成,地六成水于北,与天一并;天七成火于南,与地二并;地八成木于东,与天三并;天九成金于西,与地四并;地十成土于中,与天五并。王注所谓木之生数三成数八,即根据郑氏。日行本五岁而右迁,天干所以有十,殆因此故。郑氏为大儒,其说如此,读《内经》者不可不知,至其所以然之故,则莫名其妙,是真玄学,恐刻意求甚解,反与算命先生同化也。

南方赤色,入通于心,开窍于耳,藏精于心,故病在五脏,其味苦,其类火,其畜羊,其谷黍,其应

四时，上为荧惑星，是以知病之在脉也，其音徵，其数七，其臭焦。中央黄色，入通于脾，开窍于口，藏精于脾，故病在舌本，其味甘，其类土，其畜牛，其谷稷，其应四时，上为镇星，是以知病之在肉也，其音宫，其数五，其臭香。

故病在舌本句。丹云：按前文例，当云病在脊。《灵枢·经脉篇》：脾是动则病舌本强。脾病在脊，他书无徵，亦一疑点。

西方白色，入通于肺，开窍于鼻，藏精于肺，故病在背，其味辛，其类金，其畜马，其谷稻，其应四时，上为太白星，是以知病之在皮毛也，其音商，其数九，其臭腥。北方黑色，入通于肾，开窍于二阴，藏精于肾，故病在溪，其味咸，其类水，其畜彘，其谷豆，其应四时，上为辰星，是以知病之在骨也，其音羽，其数六，其臭腐。

隐庵云：木火金水，皆举成数，土独举生数。盖四者皆待土而成，土独无所待，故止一五而已，故病在溪。张兆璜云：溪者，四肢之八溪也。丹云：冬气者，病在四肢，此说得之。

【铁按】本篇所言，多不可晓。例如水味咸，《洪范》：润下作咸。郑注：水卤所生，然水实不咸，水亦非出于卤。他如金辛木臊、金腥土香均不可究诘，固知是推演而得，然不能与事实相符，且岁星、辰星云云，于治病关系，尤极窅渺，鄙意当存而不论，宁节省精神，致力于可知之处，吾为此言，固不虞识者齿冷也。

故善为脉者，谨察于五脏六腑，一逆一从，阴阳表里，雌雄之纪，藏之心意，合心于精。非其人勿教，非其真勿授，是谓得道。

一逆一从，马云：反四时为逆，顺四时为从。隐庵云：此总结经脉之道，生于五脏，连于六腑，外合五方、五行、阴阳、六气，表里循环，有顺有逆。

阴阳应象大论（一）

阴阳，指人体。象，指天地。言人身之阴阳，与天地相应。吴氏谓应象者，应乎天地，配乎阴阳、五行，语气殊欠明了。

黄帝曰：阴阳者，天地之道也，万物之纲纪，变化之父母，生杀之本始，神明之腑也。治病必求于本。

自少而壮曰变；自有而无、无而有曰化。阴阳二字，如本节说，几乎不可思议，其实只寒暑晦明耳。地球之有生物，是否寒暑晦明而外别有原因？不得而知。然而无寒暑晦明，决不能有生物，则为不易之理。有寒暑晦明，则有生灭。亦惟有寒暑晦明，然后有生长化收藏。生长化收藏，不仅生灭已也，有进化之理在焉，有生有灭，又有演进之理，然后其道无穷。故

《易·系辞》云：变通莫大乎四时。本节阴阳二字，说得神乎其神，不可捉摸，问阴阳究竟是何物？答曰：四时寒暑。问若何治病必求于本？答曰：无背四时寒暑。

故积阳为天，积阴为地。阴静阳躁，阳生阴长，阳杀阴藏。阳化气，阴成形。寒极生热，热极生寒。寒气生浊，热气生清。清气在下，则生飧泄；浊气在上，则生䐜胀。此阴阳反作，病之逆从也。故清阳为天，浊阴为地。地气上为云，天气下为雨；雨出地气，云出天气。故清阳出上窍，浊阴出下窍；清阳发腠理，浊阴走五脏；清阳实四肢，浊阴归六腑。

以上就文气分之为两节，意义自明。各家虽有注释，其实与不注释同。清气在下四句，即所谓阴阳反作。马氏谓：清阳宜在上，反在下则有降而无升，故飧泄；浊阴宜在下，反在上则有升无降，故䐜胀。

【铁按】马氏说是也。人身在下者宜升，在上者宜降。肾在下，肾阳上蒸化为津液；肺在上，肺气下降则为溲溺，此清阳出上窍，浊阴出下窍之最著者。在上，非无浊阴，能降则在下；在下，本有清阳，能升则在上，是为健体。是即阴中有阳、阳中有阴之理，亦即地气上为云、天气下为雨之理。肺水喘满，肺气不降者也。伤寒少阴证，下利完谷，肾阳不能升者也。故曰：清气在下则生飧泄，浊气在上则生䐜胀。清阳发腠理，浊阴走五脏者，此指气血，即卫行脉外，荣行脉中之意。清阳实四肢，浊阴归六腑者，言饮食之精华，营养四肢百体，而糟粕则由六腑排泄体外也。

水为阴，火为阳。阳为气，阴为味。味归形，形归气；气归精，精归化。精食气，形食味；化生精，（省"精生气"三字）气生形。味伤形，气伤精；精化为气，气伤于味。阴味出下窍，阳气出上窍。味厚者为阴，薄为阴之阳；气厚者为阳，薄为阳之阴。味厚则泄，薄则通；气薄则发泄，厚则发热。壮火之气衰，少火之气壮；壮火食气，气食少火；壮火散气，少火生气。气味辛甘发散为阳，酸苦涌泄为阴。阴胜则阳病，阳胜则阴病；阳胜则热，阴胜则寒。重寒则热，重热则寒。

以上就气味反复言之。味归形两句。景岳云：五味生精血以成形，故云味归形。形之存亡，由气之聚散，故云形归气。气归精两句，不必多方凿解，盖气之盛衰，视精之耗，积著于中，则英华发外，精满者气必盛，故云气归。精归化，丹氏引《家语》：男子十六，精化小通。（《通雅》：小通，言人道也。）为生化之义，此说颇长。精食气两句，食字与归字对勘，端义自明，精之所资者为气，形之所资者为味也。化生精气生形两句，对气归精、精归化说。形之生灭，视气之聚散，气生形也（气之盛衰，视精之耗羡，精生气也）。化，为本书所言之峰极，所谓道之大源，精气形三者均资之，而精又气之所资以生者，故以精

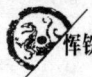

系属于化，而曰化生精。味伤形两语甚妙，须知万物皆有主客，味与形二者，形为主也，味之所以可贵者，为其能养形也，以养形为目的而取资于味，得味而形盛，所谓味归形也。若以口腹为目的，大嚼取快，则厚味化热为消渴，为疮疡，味伤形矣。藏于精者，气无不盛。气之源在精，气盛出于自然，故曰气归精。若以使气为能，则无有不伤精者，故云气伤精。精化为气，即化生精（精生气），气生形两句中间所省之一句。气伤于味，即味伤形之深一层者，味直接能伤形，间接能伤气也。壮火之气衰六句，承火为阳、阳为气说，少火即少阳，壮火即阳明。少阳为春之生气，阳明为夏之长气，少火由生而长，故气壮而生气，壮火盛极将衰之候，故气衰而食气。细观经文，似养生以阴为主，治病以阳为主，从味归形至厚则发热止，专就阴说，亦专就养生说，以味为资生之本，以化为生命之源，中间反复言其利害，文简而意误。壮火六句，就阳说，此阳即从阴之能化而来，言养生者，贵少火之生气，不贵壮火之长气也。气味两句，总结上文，以下分言阴阳偏胜则病人。

寒伤形，热伤气。气伤痛，形伤肿。故先痛而后肿者，气伤形也；先肿而后痛者，形伤气也。

景岳云：寒则形消，热则气散。

风胜则动，热胜则肿，燥胜则干，寒胜则浮，湿胜则濡泻。

56

　　寒热燥湿，固是由人身感觉而定之名词，然《内经》之寒热燥湿诸名词，实指病状，必人体感寒而病，然后有寒可言；感热而病，然后有热可言。如本节之动痛濡泻，其最著者，惟本节所言颇多可疑之处。如风胜则动，此即吾人临床所见之内风，若外风，汗出发热头痛而已，然内风乃热侵纤维神经，后人所谓血枯筋燥，非由感受风寒而病。马氏释风胜则动为振掉摇动之类，盖取《易经》风以动之之义，故名振掉摇动者为风，此可解也。寒胜则浮，却不甚可解。吴氏云：寒胜则阳气不运，故坚痞腹满，而为虚浮。王云：热胜则阴气结于玄府，玄府闭密，阳气内攻，故为浮。据此二说，究竟寒胜则浮是何种病乎？玄府，毛孔也。感寒毛孔闭，汗不出则脉浮紧，此即所谓浮乎？又太阳病，则浮脉应之。《经》所谓浮，即指太阳病乎？至如吴氏之说，坚痞腹满，本非寒病所有，而下接而为虚浮四字，尤属费解，直无讨论之价值。鄙意伤寒必太阳先病，太阳病者在一身之表，所以浮脉应之者，盖寒袭于外，毛孔闭则不得疏达，本有之体温郁而为热。人之生理不病，则气血平均，病则气血必奔凑于病处，以其补救创处之出血、疮疡，之臃肿，皆其例也。外寒袭体，毛窍骤闭，气血应之，即所以抵拒外寒。毛窍甚闭，气血奔凑全身，体温集于外层，欲驱逐外袭之寒，而为壮热，如此者为太阳病。就一身言之，表为上层，是浮也，故浮脉应之。准此，寒胜则浮，确有至理，且懂得寒胜则浮，即懂得《伤寒论》脉浮可汗，脉沉迟者禁汗之为何故。所谓中医乃一贯的学说，是处可以相通者也。热胜则肿，湿胜则濡泻两语，仍属不可解，各家都未措意。王冰注亦极不明了，谓热郁洪肿，湿攻脾胃，则水谷不分。按水谷不分，据丹氏所考据者，即飧泄完谷，今之病此者，实非湿胜，乃洞泄寒中耳。且既濡泻，则湿有去路必不病，亦不名为湿胜。热胜则肿，以疮疡当之，亦殊未洽。鄙意易为湿胜则肿，则与病理全合，易热胜则濡泻，亦较圆满。濡泻疑与飧泄不同，飧泄指大便洞泄言，濡泻则汗与溲便均是。协热下利，热结旁流，大便泻也；消证，小便泻也；自汗出，身灼热之风温汗出濡也，皆属热胜之病。且寒湿皆为阴邪，易湿胜则肿与上文阴胜则寒、寒伤形、形伤肿亦合。燥胜则干，转嫌太浅易，尚待考虑。

天有四时五行，以生长收藏，以生寒暑燥湿风。人有五脏化五气，以生喜怒悲忧恐。故喜怒伤气，寒暑伤形，暴怒伤阴，暴喜伤阳。厥气上行，脉满去形。喜怒不节，寒暑过度，生乃不固。

丹云：此上二节，经旨似有相矛盾。既曰寒暑伤形，又曰寒伤形热伤气者，何也？盖言虽不一，理则有归。夫喜怒之伤人从内出，先发于气；寒暑之伤人从外入，先著于形。故曰喜怒伤气，寒暑伤形，分而言之，怒气从下而上，先发于阴；喜气从上而下，先发于阳。寒则气内藏，先著于形；暑则气外溢，先著于气。故曰寒暑伤形，喜怒伤气。又曰暴怒伤阴，暴喜伤阳。又曰寒伤形，热伤气。

【铁按】丹氏之言，固自有理，然经文矛盾处尚不止此。如云寒伤形、热伤气、气伤痛、形伤肿，是寒伤形、形伤肿，不啻言伤寒则肿也。而下文云热胜则肿，是显然相反，岂热胜则肿之热，为重寒则热之热乎？又湿胜则濡泻。《新校正》云：谓即《左传》之雨淫腹疾，是亦以濡泻为飧泄也。腹为太阴脾之部位，脾最恶湿，今虽不见有及湿而下利完谷之病（痢虽湿热，但湿为副因，故痢疾非燥药所能愈），于病理未尝不可通。乃下文则云，春伤于风，夏为飧泄，又秋伤于湿，冬为咳嗽。将湿之即病者为濡泻，不即病者为咳嗽乎？将伤于湿为濡泻，伤于风为飧泄，无以异乎？凡此皆令人不可捉摸。孟莼生先生曾为余言：医经说病太通套，似是而非处甚多，莼生先生虽非医家，而此语则甚确，为内家所不能言。在理科学之文字，无有不精密者，即如墨子、老庄，近人以科学眼光一为剖析，其文义之精，乃为前此所未梦见，独《内经》文字笼统，罅漏出，攻苦之余，一为念及，辄令人爽然自失，此实中医衰落之一大原因也。

故重阴必阳，重阳必阴。故曰：冬伤于寒，春必病温；春伤于风，夏生飧泄；夏伤于暑，秋必痎疟；秋伤于湿，冬生咳嗽。

重阴必阳、重阳必阴，与寒极生热、热极生寒同，与重寒则热、重热则寒亦同。此两语所以叠见者，初非偶然，盖言阳阴胜复也。下文冬伤于寒八句，即重阳重阴，亦即阴胜则阳复，阳胜则阴复之理。冬为阴季，伤于寒，则为重阴，故春必病温，温为阳邪也。春为阳风，为阳邪，春伤于风是为重阳，夏为寒中飧泄阴病也。由此推之，痎疟为少阳证，是经旨认暑为阴邪，夏为阴季，盖夏至之后一阴生也。此夏字必是长夏六月。前文春夏为阳，秋冬为阴，与此处之夏字不同。又湿为阴邪，秋为阴季，秋伤于湿，是为重阴。经旨必认咳为阳病，肺燥而咳者，此就理论推之，毫无疑义。《易》曰：无平不坡，无往不复。惟偏胜无不复之理，故曰必。重阴必阳之必，即春必病温，秋必痎疟之必。世固有冬伤于寒，而不病春温者，经旨只言理之当然，不言事之或然，故曰必。喻嘉言改秋伤于湿为秋伤于燥，汪讱庵谓为多事，喻固妄作，汪亦不明此理。

帝曰：余闻上古圣人，论理人形，列别脏腑，端络经脉，会通六合，各从其经，气穴所发，各有处名；溪谷属骨，皆有所起；分部逆从，各有调理；四时阴阳，尽有经纪；外内之应，皆有表里。其信然乎？

端络，高云：端直络横也。会通六合，各从其经，四时阴阳，尽有经纪，仍是言天以验人，故岐伯以四时为对。

岐伯曰：东方生风，风生木，木生酸，酸生肝，肝生筋，筋生心，肝主目。其在天为玄，在人为道，在地为化。化生五味，道生智，玄生神，神在天为风，在地为木，在体为筋，在脏为肝，在色为苍，在音为角，在声为呼，在变动为握，在窍为目，在味为酸，在志为怒。怒伤肝，悲胜怒；风伤筋，燥胜风；酸伤筋，辛胜酸。

丹云：以下文为例，其在天为玄六句系衍文。在天为风，在字上之神字亦衍。肝所以生筋，因肝病者恒筋脉不仁也。肝主目者，以肝病久辄病目也。筋生心，据《元命苞》云：筋有枝条象。木是《内经》所谓筋，殆指静脉，静脉通于心也。在天为风，在地为木，言肝配春之生气。在体为筋，在脏为肝，两句并列，似经旨于五脏，只言其用，不言其体，故以体与脏对待为说。在志为怒者，凡怒之甚者辄见拘挛，即所谓变动为握。拘挛，筋为之也。推肝之志为怒，故名曰将军之官。隐庵云：肝为将军之官，故其志为怒，此倒因为果也。须知所以名将军之官，因此脏之志为怒，所以知其为怒。因怒甚之变动为握，今云因其为将军之官，所以其志为怒，便觉不可思议，而将军之官一语先不可通。

南方生热，热生火，火生苦，苦生心，心生血，血生脾，心主舌。其在天为热，在地为火，在体为脉，在脏为心，在色为赤，在音为徵，在声为笑，在变动为忧，在窍为舌，在味为苦，在志为喜。喜伤心，恐胜喜；热伤气，寒胜热；苦伤气，咸胜苦。

血生脾，亦从四时推演而来。以心配夏，以长夏配脾，夏之后为长夏。论春之生为夏之长，四时递迁，即是互相禅蜕，所谓相生即禅蜕之义，是夏生长夏也，故云心生血，血生脾，心主舌。凡劳苦过当，往往血少，其舌辄碎。又血热者，舌辄绛。亡血者，舌枯萎。由此推之，知心主舌。在体为脉，脉即动脉，体与脏对待言之，与前节同，可知五脏皆不言体。

中央生湿，湿生土，土生甘，甘生脾，脾生肉，肉生肺，脾主口。其在天为湿，在地为土，在体为肉，在脏为脾，在色为黄，在音为宫，在声为歌，在变动为哕，在窍为口，在味为甘，在志为思。思伤脾，怒胜思；湿伤肉，风胜湿；甘伤肉，酸胜甘。

肉生肺，于病状无可徵，惟以四时推之。长夏之后为秋，秋配肺，长夏配脾，故云尔。在变动为哕，丹云：《说文》：哕，气牾也。即呃逆。哕哕，车銮声，言呃声之有伦序。鄙意脾气当上升，胸脘阻隔，欲升不能则哕，故是脾之变动。

西方生燥，燥生金，金生辛，辛生肺，肺生皮毛，皮毛生肾，肺主鼻。其在天为燥，在地为金，在体为皮毛，在脏为肺，在色为白，在音为商，在声为哭，在变动为咳，在窍为鼻，在味为辛，在志为忧。忧伤肺，喜胜忧；热伤皮毛，寒胜热；辛伤皮毛，苦胜辛。

燥则百物不生，金为肃杀之意，故云燥生金。肺本应燥气，伤于湿则咳，故云在变动为咳。热伤皮毛。热，《太素》作燥。燥与辛本生肺，云燥伤皮毛、辛伤皮毛，皆自伤。

北方生寒，寒生水，水生咸，咸生肾，肾生骨髓，髓生肝，肾主耳。其在天为寒，在地为水，在体为骨，在脏为肾，在色为黑，在音为羽，在声为呻，在变动为栗，在窍为耳，在味为咸，在志为恐。恐伤肾，思胜恐；寒伤血，燥胜寒；咸伤血，甘胜咸。

以上五节，如注家所释，无意味可言，岂经文真无意味乎？鄙意以为不从太初第一步著想，即多隔膜，岂但无味？简直误也。反复研求经旨，所谓生乃相得之谓，伤乃太过之谓，天地人对待为说，最是显明处。人之患病，可以分类，非人各异其病也。病之为类，各有其时，如夏之洞泄、秋之痎疟，非毫无一定者，因此而深求天人之故。天有四时，人有五脏，五脏与四时之关系，颇有迹象可求。如多郁者，春时辄患头眩、呕逆，夏秋冬三时则否，而健体有春时则融融泄泄，意志、体魄罔不发舒，与天时之生气相应。定病体之头眩、呕逆为肝病，从有病之肝推测无病之肝，于是定意志发舒者为肝德，故以肝配春时之生气。肝之德不可见者也，肝之病可见者也，就可见者以推测不可见者，就可见之病以推测不可见之生理，《内经》全书所言皆如此也。积著于中，英华发外。凡英华外发者，必其中有所积者，无所积即不能有所见，古人深信此理，放诸万事万物而准。故曰：天明则日月不明，藏德不止故不下也。天与人本相同者，天有藏德，人亦有藏德，此可以伤寒之六经说明之。伤寒之六经病而后见者也，不病直无其物，不病之健体六经之作用完全不显，是人身之藏德也。天有四时，四时有美德，曰生长化收藏。何以生？何以长？莫知其然而然，不可见者也，第见春之发陈，夏之蕃秀而已。人体有五脏，五脏亦有美德，曰生长化收藏，亦莫知其然而然，第觉爪发、血脉、筋骨、意志与四时之发陈、蕃秀相应，若合符节而已。彼头眩、呕逆者，逆生气者也，逆之则病立见；顺生气者，第觉意志发舒，快然自足而已。夫意志发舒、快然自足，其著于外者也，有所著知其必有所藏，夫是之谓五脏。五脏与六腑对待言之，六腑之所贵者，在泻；五脏之所贵者，在藏。故于腑曰泻而不藏，于脏曰藏而不泻。然藏泻云者，不过与腑对勘云，然非五脏名藏之真意义也（此处肝与筋对待言之，筋曰体，肝曰藏，体之对为用，此处之藏字当作用字解，亦非五脏名藏之真意义也）。五脏名藏之真意义，即藏德不下之藏。藏不曰五机件或五杂俎，知此藏字之所由来，则《内经》言生理之真意味可以知矣。注家泥定五脏藏而不泻，自古迄今，莫能自知其非者，《灵素商兑》复以现时代解剖，驳藏而不泻之说，皆非知《内经》者也。东南西北，限于《禹贡》地域，然不当凿解，其实即春夏秋冬。第观中央生土之说，可知非吾人心目中之东南西北。今人皆谓东西无定系，赤道以北，北寒南热；赤道以南，北热南寒。南北亦非一定寒热，吾谓古人纵不知此理，误认南方生热，北方生寒，然中央若何生土？中央亦无定位，生土更无其事，古人而为此说，岂非梦？《内经》所载《上古天元册》文，苍天、黔天数语，仍不得要领，然则经文非欤？吾乃求之事实，东南为海，东风含水分多；西北为高原，西风含水分少；南为热带，故南风热；北为冰洋，故北风寒。而春多东风，以其含润也，故能吹枯殖朽；秋多西风，以其含水分少也，故燥而杀物；夏多南风，故热甚；冬多北风，故寒甚。问何以四季之风泰半皆有定？则因黄道与赤道略有参差之故，是西风生燥，北风生寒，固自不误。人生戴天而履地，食毛而践土，与天地息息相关，植物因节候而变化，动物因土宜而异类，人所资以为生者，即此动植，安得不随之而生变化。五脏不言其体，仅言其德，分天气为四时，四时分系，以生长化收藏以为说，分人体重要机件为五脏，五脏亦系以生长化收藏以为说，天人互相印证，验诸事实而信，验诸千百事实而信，则得一公例，复积千百公例而成学说，此其所根据，岂荒渺无稽者哉？

第五期

恽铁樵　著

阴阳应象大论（二）

故曰：天地者，万物之上下也；阴阳者，血气之男女也；左右者，阴阳之道路也；水火者，阴阳之征兆也；阴阳者，万物之能始也。故曰：阴在内，阳之守也；阳在外，阴之使也。

前五节既明，此节不繁言可解。天地者万物之上下。"上下"二字，谓覆载也。男女即雌雄相配意，相配然后生生不已，气血亦生生不已，故气血亦秉阴阳，即脏腑亦秉阴阳，故曰上下雌雄相输应。左右为阴阳之道路，极有深意，言人法天也。地球自转不已，日月推迁不已，谓之天运；人身血行，谓之循环。自右而左，顺而不逆，故左右为阴阳之道路。征兆，见端也。人体之阴阳不可见，病则见。火为热，水为寒，阳胜则热，阴胜则寒，阳虚则寒，阴虚则热，故曰水火阴阳之征兆。能始字。高士宗据《易·系辞》：乾知大始，坤以简能，即造物之化工。阳为阴使，阴为阳守，乃阴阳互相倚系，不仅雌雄迭相输应而已。

帝曰：法阴阳奈何？岐伯曰：阳胜则身热，腠理闭，喘粗为之俯仰，汗不出而热，齿干以烦冤，腹满死，能冬不能夏。阴胜则身寒，汗出身常清，数栗而寒，寒则厥，厥则腹满死，能夏不能冬。此阴阳更胜之变，病之形能也。

帝曰：调此二者奈何？岐伯曰：能知七损八益，则二者可调，不知用此，则早衰之节也。年四十，而阴气自半也，起居衰矣。年五十，体重，耳目不聪明矣。年六十，阴痿，气大衰，九窍不利，下虚上实，涕泣俱出矣。故曰：知之则强，不知则老，故同出而名异耳。智者察同，愚者察异；愚者不足，智者有余。有余则耳目聪明，身体轻强，老者复壮，壮者益治。是以圣人为无为之事，乐恬愉之能，从欲快志于虚无之守，故寿命无穷，与天地终，此圣人之治身也。

帝问法阴阳，岐伯以阴阳偏胜致病为言，是不使偏胜，即是调阴阳。知七损八益，即是不使偏胜，故景岳以扶阳抑阴释七损八益，马莳以采阴补阳释七损八益，皆不必深辨，已知其非。是此段可分四节，颇多精义，兹为分节解释如下。自阳胜则热至病之形能也为一节。此一节内包括两小节，第一节阳胜，第二节阴胜。此两节意义之精，几乎不可思议。阳胜者，非阳胜，乃寒胜也，何以知之？观于身热，腠理闭，喘粗为之俯仰，汗不出而热，齿干以烦冤，腹满死，能冬不能夏数语，乃半部《伤寒论》也。身热腠理

闭，喘粗，即伤寒太阳病，无汗而喘腠理闭即是。汗
不出，经文最简。上文既云腠理闭，下文复言汗不出
者，身热汗不出是太阳病腠理闭，即前文寒胜则浮之
浮字也。伤寒或已发热，或未发热，必恶寒。恶寒者，
寒胜也，冬为寒，复伤于寒，则为重寒。伤寒所以必
发热者，重寒则热也，其先恶寒，其后恶寒罢但发热
者，阴胜则阳复也，其先阴胜恶寒，其后阳复，不复
恶寒，则阳胜也。全体气血奔赴肌腠以御外寒，病全
在表，气血亦全在表，此时表层热甚，热甚当出汗，
汗出则热解，乃外层为寒气所束，汗不得出，邪正互
相抵拒，而表骤闭，乃为壮热。此所以既云腠理闭，
又言汗不出也。热壮津液被炙，前板齿先燥，故云齿
干。热甚则狂，故云烦冤。矢燥则神昏谵语、撮空理
线、俯仰并作，故云腹满死。为之俯仰一句，吾诊吴
修士之掌珠一案，可谓绝妙。注脚惟此句，似当在腹
满死之上。统观全节，先太阳病，次阳明，经腑条理
井然，谓非半部《伤寒》邪？其能冬不能夏一句，丹
氏《素问识》谓：古时能、耐两字通用，当作耐解，
鄙意大可不必。谓如此之病，可以辛凉苦寒诸阴药汗
之、下之，不能用辛温阳药耳。阴胜则身寒，汗出身
常清。此言亡阳，卫外之阳衰，则汗自出而身冷矣。
清，冷也。阳亡，则无阳，故曰阴胜。数，频数也。
栗，战栗也。厥，四逆也。阴证或利、或否，其宿积
必不能下，服大剂姜、附、萸、桂，大便行，胶粪下

者吉。伤寒少阴证，急下存阴用承气者，乃阳明篇错简，少阴自利而用承气无不死者，后人不解，大骂仲景，因不知《伤寒论》少阴篇错简，孟浪尝试之，故凡阴证无论自利与否，宿积总不得下，必阳回然后积下而愈，故曰腹满死。能夏不能冬句，谓当用辛温阳药，不得用苦寒阴药耳，然则此数语又包括下半部《伤寒论》矣。名家注释无一而可，故余不惮辞费，至《伤寒》少阴篇，急下存阴用承气之非是。苟读王海藏《阴证略例》及窦材《扁鹊新书》，复治数十百人阴证，然后知余言不谬。至于《伤寒论》错简，从急下存阴一语知之。急下存阴，阳证治法，非阴证也。阴阳更胜之变一语，尤当玩味，更字读平声，更迭也。所谓阳胜者，非阳胜乃寒胜，寒胜而阳复，热甚故曰阳胜。所谓阴胜者，非阴胜乃亡阳，阳亡则无阳可言，故曰阴胜。不如此，不名曰更胜之变也。病之形能也句，丹氏作"形态"，吴鹤皋谓：能，即能冬能夏之能。鄙意二说均非，能字即作能力解，较古拙且有两层意义，作形态只一层意义。

七损八益，《素问识》云：本邦（此二字指日本）前辈所解似得经旨。《天真论》云：女子五七阳明脉衰，六七三阳脉衰于上，七七任脉衰，此女子有三损也；丈夫五八肾气衰，六八阴气衰于上，七八肝气衰，八八肾气衰齿落，此丈夫有四损也。三四合为十损矣。女子七岁肾气盛，二七天癸至，三七肾气平均，四七筋骨坚，此女子有四益也。丈夫八岁肾气实，二八肾气盛，三八肾气平均，四八筋骨隆盛，此丈夫有四益也。四四合为八益矣。

【铁按】此说诚巧，然经曾恐不如此，信如此说，知之何用？鄙意七损八益，必古时成语，故岐伯仅说此四字不复加以诠释，又此四字之意义必为交互的，必非平列的。例如笔精墨良，窗明几净是平列的；夫倡妇随，父慈子孝是交互的。《内经》说阴阳皆交互的，阴在内为阳之守，非阴自守也；阳在外为阴之使，非阳自使也，是即交互的证据。《天真论》男女天癸以七八为期，此处七八并举，意义当不甚相远。又七损八益一语，必与上文有关系，必解释此句与上下文不背，然后可以为定义，准此。此四字所包之意义必广，必与上文之阳胜阴胜合，亦必与下文之无为恬愉合，而四十、五十一段文字，决非间文，根据以上意义以为推测，则七损八益当如以下解释。七八对举，当然即《天真论》之七八，七为女，八为男，七八指男女说，亦指阴阳说，因是成语，故不言阴阳而言七八。孤阳不生，独阴不长，证之于病，伤寒传至少阴，阳亡阴涸之顷，津液枯涸，舌苔焦干，予大剂阴药必胸闷而躁，予大剂辛温反阳回而舌润，此阳能益阴之明确证据也，是为八之益七。阴虚而热，反见阳越，上盛下虚，浸成煎厥，此当壮水以制火。所谓制火者，阳得阴而伏也，是阴能损阳，故曰七损。损字非必真损也，犹之制火云者，亦非真制，恢复原状而已。于男女亦然，尝见贞女数人，皆未至四十已如老妪，此亦失损益之道而早衰者。七损八，八益七，是交互的。四十阴半，六十阴萎，乃生理之常，不知七损八益，必不及此数，谓反损益之原理也，故早衰。不反此原理，且运用之，即老而聪强。若何运用，曰纯任自然，为无为，乐恬憺，非可勉强，须识透此中要妙，知一切妄作无益，行所当行，止所当止，故曰纵欲快志于虚无之守。彼反七损八益原理者，纵欲快志于声色货利者也。若勉强学虚无恬憺者，等是妄作，虽若虚无，实不能纵欲快志，仍不免违反损益原理。诚能纵欲快志于虚无之守，则真气内充，祈寒溽暑，不能为害，尚安有阴阳偏胜之事？不偏胜是调也，故曰知七损八益则二者可调。然回阳壮水乃既病以后事，未病之前阴内阳外、阴守阳使互相依倚，不可识别，故曰同出异名。知者察同，是上工治未病；愚者察异，是斗而铸锥也。纯任自然为养生之极，则故云圣人之治身。

天不足西北，故西北方阴也，而人右耳目不如左明也。地不满东南，故东南方阳也，而人左手足不如右强也。帝曰：何以然？岐伯曰：东方阳也，阳者其精并于上，并于上则上明而下虚，故使耳目聪明，而手足不便也。西方阴也，阴者其精并于下，并于下则下盛而上虚，故其耳目不聪明，而手足便也。故俱感于邪，其在上则右甚，在下则左甚，此天地阴阳所不

能全也，故邪居之。

此节天不足西北云云，最难解释，或者以共工头触不周山为说，《内经》若有此种神话，何能治病？拙著《见智录》以日月所行之度数为说，殊不切当，未能贯通经旨，反复研求经旨，只在天地阴阳不能全一语。凡阳有余时，阴必不足；阴有余时，阳必不足。天为阳，西北方阴也，故云天不足西北；地为阴，东南方阳也，故地不足东南。阳有余为病，晴燥则剧；阴有余为病，阴寒则剧；阴不足为病，昼日则剧；阳不足为病，入夜则剧。凡病剧时，必天之阴阳与病相反之时，故曰天地阴阳不能全，而邪居之。然此是言病，若不病时即不可见。经文右耳目不如左明，左手足不如右强，指不病者而言也。不病者虽无阴阳可见，所以明充类至义之尽，仍必有端倪可见也。

故天有精，地有形，天有八纪，地有五里，故能为万物之父母。清阳上天，浊阴归地，是故天地之动静，神明为之纲纪，故能以生长收藏，终而复始。惟贤人上配天以养头，下象地以养足，中傍人事以养五脏。

春夏秋冬，二分二至，八节之大纪也。东南西北中，五方之道里也（此从高说）。言天地不免有所不足，而能以不足、有余更迭为用，且有纪律，所以能为万物之父母。惟精为明之纲纪，所以能有纪律。惟其有纪律，所以生长收藏，终而复始。所谓神明者，以人测天地也。天之循环孰为纲维，其事不可思议，

天地无知，何能生有知之人？然则人有神明，天亦必
有神明也，故曰神明为之纪纲。配天养头三句，谓常
使清气在上，浊阴在下，五脏冲和也。浊气在上则生
䐜胀，清气在下则生飧泄。无为恬憺，则顺自然；以
妄为常，则逆自然，逆则神明乱，而纲纪败坏，故惟
贤人能配天地以为养也。

**天气通于肺，地气通于嗌，风气通于肝，雷气通于
心，谷气通于脾，雨气通于肾。六经为川，肠胃为海，
九窍为水注之气。以天地为之阴阳，阳之汗，以天地之
雨名之；阳之气，以天地之疾风名之。暴气象雷，逆气
象阳。故治不法天之纪，不用地之理，则灾害至矣。**

上节神明为之纪纲句，以人测天，故知天有神明。
此节申言天人合德，以明以人测天之不误，复申言治
病当则天法地，意义极明了。天气通于肺以下十四句，
别无深意，言天人之相似而已。

**故邪风之至，疾如风雨，故善治者治皮毛，其次
治肌肤，其次治筋脉，其次治六腑，其治次五脏。治
五脏者，半死半生也。**

从天不足西北起至则灾害至矣为一大段，此节另
起。凡外感之病，从外面袭人躯体，经风不病人，邪
风病人，故云邪风之至疾如风雨。所谓疾如风雨者，
非风之行程疾如风雨，乃风之既至，在人体之传变疾
如风雨也。故在皮毛之顷当亟治皮毛，弗令得至肌肤，
是为善治者。治筋骨六腑已非万全之道，入藏得半，

即非医学所许，虽幸而治愈，犹下工耳。

故天之邪气，感则害人五脏；水谷之寒热，感则害六腑；地之湿气，感则害皮肉筋脉。

此节似承会道六合各从其经说。天之邪气，即上文邪风。邪风本伤皮毛，惟其疾如风雨，故云害人五脏。水谷害六腑，地湿害皮肉、筋脉，亦终入藏。第湿气与食积，其最初着人体，则为皮肉及筋脉。伤寒法可以统治百病，因百病无不入藏者，既入藏则与伤寒之理通也。第此节横亘于中，与上下文不衔接，稍觉可疑。

故善用针者从阴引阳，从阳引阴，以右治左，以左治右，以我知彼，以表知里，以观过与不及之理，见微得过，用之不殆。

此节文气与天不足西北一大段文字皆衔接。见微得过句，省却与不及三字，谓见甚微之机，能得过与不及之理，则用之不殆也。

善诊者，察色按脉，先别阴阳。审清浊，而知部分；视喘息、听声音，而知所苦；观权衡规矩，而知病所主；按尺寸、观浮沉滑涩，而知病所生。以治无过，以诊则不失矣。

喘息，曰视最妙，胸部弛张，目可见也。西医以心、肺、脑三者为制命之部，故诊病必听必打，听以验血，打以知肺。热病用冰枕，所以护脑。而此节所言，无不符合。按心主血、肺主气，观色之荣悴，可以验二脏之病否，按脉，可以知心；视息、听声，可以知肺；观权衡规矩，可以知脑。操之既熟，则能别阴阳、审清浊。更验之浮沉滑涩，则表里、寒热、虚实、上下，已了了于胸中，故云以诊不失，以治无过。王本以治字断句，可谓妄作聪明，羌无意义。

故曰：病之始起也，可刺而已；其盛，可待衰而已。故因其轻而扬之，因其重而减之，因其衰而彰之。形不足者，温之以气；精不足者，补之以味。其高者，因而越之；其下者，引而竭之；中满者，泻之于内。其有邪者，渍形以汗。其在皮者，汗而发之。其慓悍者，按而收之。其实者，散而泻之。审其阴阳，以别柔刚，阳病治阴，阴病治阳，定其血气，各守其乡，血实宜决之，气虚宜掣引之。

此处连用两"而已"字，大有深意，非谓治病不过如此，须知《内经》所重者在审证。此节承上文说，上节为审证，此节为治法。审证既确，治法自然不误，故上工治未病，其本领全在知病之始起，庸工苦不知耳。若能于病之始起，灼然知之，真确无误，则治之之法，可刺而已，岂有他哉？过与不及，为病皆有其理，既明其理，则盛者可待衰而已。阳病治阴两句，非阳病必治阴，阴病必治阳也。凡病有实处，必有虚处，致虚因乎实，则抉其实；致实因乎虚，则补其虚，是为治本，所以有形伤气、气伤形之辨，此则阳病所以当治阴，阴病所以当治阳也。

第六期

恽铁樵　著

阴阳离合论

马云：阴阳者，阴经阳经也。论离合之数，故名篇。此与《灵枢·根结篇》相为表里。

黄帝问曰：余闻天为阳，地为阴，日为阳，月为阴，大小月三百六十日成一岁，人亦应之。今三阴三阳，不应阴阳，其故何也？

三阴三阳不应阴阳一句，各家均未注释。不知黄帝意中所谓不应者云何？详本篇后文所言，所谓不应者，当是天地之阳阴皆一阴一阳相对待，人身之阴阳乃以三为言，故帝欲问其不同之故。

岐伯对曰：阴阳者，数之可十，推之可百；数之可千，推之可万。万之大不可胜数，然其要一也。天覆地载，万物方生，未出地者，名曰阴处，名曰阴中之阴；则出地者，命曰阴中之阳。阳予之正，阴为之主，故生因春，长因夏，收因秋，藏因冬，失常则天地四塞。阴阳之变，其在人者，亦数之可数。

此节吃紧处在"阳予之正，阴为之主"两句，隐庵"予"字作"我"字解，极牵强。各家作"与"字解，"正"字作"正气"解，亦非。鄙意"正"即"正月"之"正"同意义，但不必读平声，即作端正之正，亦未尝不可。盖天覆地载，然后万物方生，万物之生，必有地，又必有天，无地则无所载，无天则不复有时序。阳予之正者，天予之以时序也，故下文接生因春云云。所谓数之可千，推之可万者，即指万物。所谓其要一也者，即万物罔不由于天覆地载，天地一阴一阳也。未出地者未受天气，为阴中之阴；出地者已受天气，故命曰阴中之阳。阳予之正，阴为之主，虽万有不齐，不过一阴一阳，若阳不予之正，则生长收藏之功悉隳。凡此可以缕计指数者也，以人测天，以天验人，其在人身者亦数之可数耳，两数字均当读上声。

帝曰：愿闻三阴三阳之离合也。

上文仅言推之可万，其要则一，在人亦同，故帝欲知三阴三阳若何与一阴一阳相合。

岐伯曰：圣人南面而立，前曰广明，后曰大冲，太冲之地，名曰少阴，少阴之上，名曰太阳，太阳根起于至阴，结于命门，名曰阴中之阳。中身而上，名曰广明，广明之下，名曰太阴，太阴之前，名曰阳明，阳明根起于厉兑，名曰阴中之阳。厥阴之表，名曰少阳，少阳根起于窍阴，名曰阴中之少阳。是故三阳之离合也，太阳为开，阳明为阖，少阳为枢。三经者，

不得相失也，搏而勿浮，命曰一阳。

东西无一定地位，南北无一定寒热，观于大气，举之一语，知古人已确知地圆。故圣人南面而立一语，为言阴阳之标准，岂但圣人南面而立，凡有生命者就其所在之地位为标准，阴阳皆可得而言也。少阴之上曰太阳，太阴之前曰阳明，厥阴之表曰少阳，即所谓两经相表里。凡热病正气未衰，外邪中于身，则体温亢进，萃于邪所集处以驱逐之，则成壮热，而为阳证；正气既衰，不复能抵抗病毒，则门户洞开，外邪深入，神疲脉弱，而为阴证。此即喜多村所谓实则太阳，虚则少阴之理。三经者搏而勿浮，命曰一阳，即所以答黄帝之问也。盖三阴三阳云者，必病而后见，所谓阴阳之变，原非不病时所可见者，故搏而勿浮名曰一阳。搏，当即指脉之跳跃。天寒人应以阳，此足太阳所以主于冬季，寒伤太阳，全身体温奔集表层，抵抗病毒，夫是之谓。人之伤于寒也，则为病热，于是见三阳之病证，如此则浮脉应之，是为寒胜则浮。若无病则脉不浮，则三阳证不可见，岂但不见三阳，阴阳均不可见，故曰搏而勿浮命曰一阳。惟其不可见而强名之，故曰命曰一阳、命曰一阴，即前文所谓其要一也。

帝曰：愿闻三阴。岐伯曰：外者为阳，内者为阴，然则中为阴，其冲在下，名曰太阴，太阴根起于隐白，名曰阴中之阴。太阴之后，名曰少阴，少阴根起于涌泉，名曰阴中之少阴。少阴之前，名曰厥阴，厥阴根

起于大敦，阴之绝阳，名曰阴之厥阴。是故三阴之离合也，太阴为开，厥阴为阖，少阴为枢。三经者不得相失也，搏而勿沉，名曰一阴。

　　三阴者，皆未出地者也，未出地者不得天气，无阳可言，故曰阴中之阴。夫是之谓藏，故曰藏者为阴，阴在内为阳之守，虽藏却有作用，其作用为德，故曰藏德。所谓开阖枢者，由微而盛谓之开，由盛而极谓之阖，由极而生谓之枢。阴极阳生，阳极阴生，生者阴阳专变之机枢。少阳者，初生之阳；少阴者，初生之阴，故少阴、少阳皆为枢，由盛而极，极而生，生而再盛，为进行的、不息的，不得指定之处而名之，故曰阴阳𩪱𩪱，积传为一周。其云不得相失者，假如枢失其职，阴极而少阳不生，则少阳病厥阴亦病，所谓逆春气则少阳不生，肝气内变；阳极少阴不生，则阳明病，少阴亦病。所谓刚与刚，阳气破散，阴气乃消亡，乃阴阳失其迭为消长相济相成之常轨，不失常轨，全恃少阴、少阳为转捩，故云枢。陈、喻辈以少阳为两阳之关键，以热病之由里出表、由表入里必经少阳为言，于三阴遂无可解释。

阴阳别论（一）

　　吴云：此篇言阴阳，与常论不同，自是一家议论，故曰别论。

【铁按】此说非是，综观五家注释，于此篇经旨，全无领会，惟其不知本篇所言谓何？故疑与他篇不同，乃妄谓是别一家学说，其实别论云者，乃未尽之意，另篇申说耳。

黄帝问曰：人有四经、十二从，何谓？岐伯对曰：四经应四时，十二从应十二月，十二月应十二脉。

本篇经文多不可晓，各家强为解释，言人人殊，均不免有矛盾处。然循绎经文，于治病关系极多，不容不悉心研究，兹篇所取各家注释绝少，惜心得有限，不能详也。

四经十二从，究是何物，殊不可晓。马氏谓：四经是心、肝、肺、肾，不言脾者，以寄王于四时也。王氏则谓：春弦、夏洪、秋浮、冬石为四时之经脉。两说皆通。十二从，固知不外十二经脉。然上句十二从应十二月，下句十二月应十二脉，则十二从必非十二脉可知。故刘氏谓：当缺疑。此节与全篇不相应，故更无从索解。

脉有阴阳，知阳者知阴，知阴者知阳。

知阴知阳，无范围可言，与下文连读则知，阳为胃脘之阳，阴为真脏之脉。

凡阳有五，五五二十五阳。所谓阴者，真脏也，见则为败，败必死也。所谓阳者，胃脘之阳也。别于阳者，知病处也；别于阴者，知死生之期。

阳为胃气，五脏应四时，各有胃脉，是为二十五阳。阴脉为真脏，见则必死。毛、弦、洪、实，无胃气者是也，其死可必，故见真脏者。但与之期日，不复言治法，故曰知死生之期。此究何理乎？必明其理，然后可得心应手，否则总属模糊影响之谈。鄙意凡病皆当分三步：第一步，如热为病，其热必壮；如痛为病，其痛必剧；如失血为病，必崩或薄，其血必多，其证状必甚劣；如痢为病，以里急后重，且次数多；如咳为病，必喉痒痰多，涕泗交作。继此而入第二步，则热不壮，痛不剧，血不多，咳不甚，痢则腹痛后重，各证均见减少，此时脉必虚软沉微。继此入第三步，则颧红掌热，潮热骨蒸，不寐善怒，且必兼见心肺脑诸证，其脉则反盛，或弦、或硬、或数。大约第一步必见有余，即本身之正气尚能抵抗病毒也；第二步必见不足，在热病即所谓阴证，乃正气不复能抵抗病毒；第三步亦必见有余，此时之有余为假象，是正虚病实。所谓大虚有盛候，乃本身元气悉数暴露于外，不复能藏，此时之脉必无胃气，是当藏者不藏也。因当藏者不能藏，故曰真脏见，见必死也。阴与阳对待言之，阴为真脏，阳为胃气，五五二十五阳皆胃气。是平日只有阳脉并无阴脉，即寻常按病亦绝无阴脉，若见阴脉，确知其为阴脉，则死期可以搂指，故曰别于阴者，知死生之期。

三阳在头，三阴在手，所谓一也。别于阳者，知

病忌时；别于阴者，知死生之期，谨熟阴阳，无与众谋。

经文言阳必言阴，言阴必言阳，此处二十五脉皆阳，寻常疾病竟无阴脉，岂健体之脉无阴阳乎？是不合理论矣。故又申之曰三阴三阳，所谓一也，一即前篇搏而勿浮，命曰一阳；搏而勿沉，命曰一阴之一，阴阳本同出异名。观智者察同，愚者察异两语，则知健体之脉，质言之，和而已矣，本无所谓阴阳。第就阳言之，则曰一阳；就阴言之，则曰一阴耳。此处对于脏脉言，脏为阴，则余脉部皆为阳。二十五阳之脉，本皆以候脏，惟阴阳和者有胃气，故对于无胃气，藏德外露者，加真字以别之。在头、在手，疑有讹误。各家释在头为人迎，在手为气口，甚勉强。《内经》果以人迎候三阳，气口候三阴乎？且此处所重者，在所谓一也一句，在头在手字，审上下文，均无著落，必有讹误无疑。况经文决不以头字代人迎，手字代气口，以头字与喉字、手字不伦也。经旨既明，此无甚关系者，缺之可耳。别于阳者四句，与上文复，别无深意，景岳谓可以衍文视之，甚是。

所谓阴阳者，去者为阴，至者为阳；静者为阴，动者为阳；迟者为阴，数者为阳。

去至动静迟数，自是言脉。

凡持真脏之脉者，肝至悬绝急，十八日死；心至悬绝急，九日死；肺至悬绝，十二日死；肾至悬绝，

七日死；脾至悬绝，四日死。

悬绝字，各家所释不一。滑云：悬，细如丝。王氏、汪氏谓：指代脉。疑均非是。吾曾见真脏数次，附录以资参考。

冯梦老有旧属，已忘其姓，仅知其人曾为知县，改革后贫甚，居某会馆，患脚气，由梦老延诊。其见证实已攻心，其脉虚浮无力，稍重按即无有，诚有撇撇如羹上肥光景。其时尚能起坐行动，余思此殆真脏脉，且以意推之，当是肺脉，但不能知其始见此脉之日。观病情，脚气既攻心，必不出一候，因谢不能治，后其人四日死。

吴福茨中丞，年七旬，向讲导引，三十年不病，偶右脚肿，不以为意。既而肿过膝，始延诊，又不肯服温药。乃详言病属脚气，为心阳不能制肾水也，非附子不为功，始允进少许，试可乃已。余以其高年重病，非速除不可，用大剂鸡鸣散加附子三钱，浓煎收膏与之，连服五六剂，解宿粪甚臭，脚肿全消。一手脉略有歇止，带硬，硬为肾脉，歇止则心脉也，余谓病虽瘥，不可恃。然翌日竟能起，更两日，步履、饮食、睡眠悉复常态，屏药勿服，自谓已愈。讵①更六日而讣至，事后始知是日猝变，自变病至大渐，才一

---

① 讵（jù）：形声字，从言从巨。岂，怎，如讵料。讵知。

句钟①。

许指严与镇江朱某,皆病急性肺炎死。朱为学生,延余诊时,手足面部均肿,喘息仅属,脉起落微而至数促且乱。余谢不敏,后三日死。诊指岩时,已在临命之顷,亦面肿,气促甚,脉与朱同,微,促乱较甚,爪甲均紫色,余谓此不过数钟耳,距余诊后三钟而殁。

杨凛知夫人脉弱,五日死,病状详《伤寒研究》②中,其余类此者尚多,不备录。

第有一层可谓余之心得,大约仅见硬、结、代、促、乱,均不得谓为真脏脉,必其初不见病至,第三步而后见者乃真脏脉也。伤寒硬脉、乱脉,有得大剂附子而愈者,惟须与病情相合参。又凡热病末路,必兼见心肺脑三部病,纵不全见,必见其一,否则不死。又不止热病,一切病大都如此。即如脚气,本属湿病,至末期则见肺脉、心脉,所以见心脉者,因血行障碍;所以见肺脉,因喘满且肿也,此参之西说。本之实验,于经文有合有不合,于见某脉几日死,亦竟未能证明。

---

① 一句钟:旧指一个小时。

② 《伤寒研究》:原书名为《伤寒论研究》,伤寒著作。4卷。恽铁樵撰于1924年。恽氏以中西汇通的观点阐析伤寒六经、伤寒提纲、伤寒和其他一些病症的用药、伤寒病型与传经以及治法等多方面内容,并附作者治案。全书颇多人见解,但也有一些主观附会或联系不当的论述。现存上海商务印书馆铅印本等,又见《药盦医学丛书》本。

鄙意与其如注家以五行为说，毫无凭证，于医术无补，不如存而不论之为得也。

曰：**二阳之病发心脾，有不得隐曲，女子不月，其传为风消，其传为息贲者，死不治。**

王注：二阳，谓阳明大肠及胃。肠胃发病，心脾受之，各家皆同。惟滑伯仁云：心脾当作肺脾。下文风消为脾病，息贲为肺病。风消，王注为枯瘦之义，汪心谷谓为消渴。息贲，马云：喘息上奔。

【铁按】诸注皆不能证诸病情而吻合，疑皆非是。夫云胃病，则今之患胃病者甚多，有所谓胃溃疡与胃多酸。其初起类皆消化不良，胃脘作痛，或呕逆、涎多、不能食、不能寐、脾脏肿大，此病与脾有直接关系，与心无直接关系，或者心指脘痛而言，俗所谓肝胃气。《难经》云：思虑伤心，则类似肝病者，实是心病，然亦未便不得隐曲与不月。至云传为风消，传为息贲，尤非是。风消若果为消渴，消渴能食，胃病必不能食。息贲虽各病末传皆有之，然胃病则与息贲较远。鄙意当云：一阳之病发心脾，有不得隐曲，女子不月，其传为风消，其传为心掣，其传为膈。理由如下：一阳，少阳也，与厥阴为表里。凡少阳而病，皆由于多思虑忧郁，忧虑则伤心，多郁则脾约，故曰发心脾。胆火上燔，则上盛下虚。上盛之极，则不寐；下虚之甚，则阳痿，故云不得隐曲。女了不月，必先月事不调。月事不调之原因，思虑忧郁为之也，其传为风消者，肝胆病者，心中疼痛善饥，恒欲得食以自救，凡食才得饱，谓之消病。根于肝谓之风，故曰风消。心掣，吴、张并云心动不宁。今肝病深矣，其脉必有歇止，脉一次歇止，心一次跳动，故曰其传为心掣。隔者，胸脘如隔，上下不通，则肝病末路所常见者也。

曰：三阳为病发寒热，下为痈肿，及为痿厥腨痛，其传为索泽，其传为𤺊疝。

三阳，太阳也。厥，足冷。痿，无力。腨，酸痛。王云：在上为寒热，在下为痈肿。以膀胱之脉，从头别下背，贯臀入腘中，循腨。索泽，楼英云：索泽即仲景所谓皮肤甲错。𤺊疝，刘云：𤺊，同㿉，本作㿉。《尔雅·释名》：阴肿，曰㿉。又曰：疝，诜也。诜诜然引少腹急痛也。《经脉篇》㿉疝、《五色篇》㿉阴并同。

【铁按】三阳为病发寒热，即伤寒。广义的伤寒，即一切热病，热病无不从太阳起，故曰三阳为病发寒热。然本节当云，三阳为病发寒热，下为𤺊疝，及为痿厥腨痛，其传为索泽，其传为息贲者，死不治。理由如下：伤寒太阳病，传阳明、传少阴，乃伤寒专书所当言者，《内经》言其大者。痿厥腨痛，乃足太阳经脉为病，𤺊疝乃膀胱与外肾为病，此两者为太阳另一种病，与寒热是两件事，因同为太阳病，故连类及之。其传为索泽，其传为息贲，乃接寒热说。热病传至少阴之后，往往皮肤甲错。息贲，即西籍所谓肺炎，肺炎虽阴证，不必便死，惟从太阳逐节传变，最后见肺病，则无不死者，而诸种热病至死亦十九见。气喘者，故曰其传为息贲，死不治。痈肿字，因无经验，不敢强释。

曰：一阳发病，少气，善咳善泄，其传为心掣，其传为隔。

此处若改一阳为二阳，除去其传为隔一语，亦复甚合。阳明多血多气，此经既病，故当少气，证之病情亦合。吾见患胃病者，气弱异于常人，胃气上逆，故当善咳。善泄字，恐不仅指大便，凡痰、汗皆该之。或问何故恣意改经文？应之曰：所贵乎《内经》者，为其能治病也，若《内经》所言与病全不合，与病之传变全不合，亦安能治病？而犹尊之曰是医经之祖，不可不读，岂医学亦如虚君政体，必拥一木偶之君主，以壮观瞻乎？诸家纷纷注释，欲以明病理，有益治疗也。经文所言，全不能证之事实，多为曲说，徒乱人意，卒之读者不知所谓，即注者自身亦不知所谓，天下事之可笑，孰有甚于此者？毋怪近人谓王冰、张隐庵、高士宗辈之注《内经》，不过高压主义，于病理无补矣。或又谓古人之病，与今人不同，此尤无理。《内经·天真论》称上古之人年皆百岁，本是一种崇古思想，春秋时学说类如此，在明眼人能自领会。须知黄帝至今，以甲子计，不过七十八甲子，不为远也。

天演以万年为须臾，区区七十八甲子，论政治风俗文化，自然古今不同。至人类体质上之变化，则日月犹此日月，空气犹此空气，筋骨皮毛血肉亦何能有累黍之差异？此在小有常识者能知之，惟古今人体质无几微之差，则知《内经》所言病理，决不能与今日所见者殊异。本此理以推论，则凡《内经》错简讹脱不可理解之处，根据病情之传变，以纠正之，乃最真确无误之方法。《内经》之所以难读，在讹字脱简，前后矛盾，复在注家模糊影响，言不中理。既有真确之方法，则矛盾处可以知所折衷，而种种曲说可以不为淆惑，如此则经旨可以渐明，邪说可以淘汰，然后有我的医学，然后可进而与西方学术携手，则光明灿烂之中国医学，庶几有腾誉全球之一日。一孔之见，以为圣人复起不易吾言也，况彼头脑颟顸①之注家，有时亦强改一二语经文，以迁就其悃悦无凭之曲说，既改之后于经旨丝毫无补，徒令后之学者将信将疑，此其改经，视吾所为，孰得孰失，亦无须以口舌争也。

二阳一阴发病，主惊骇，背痛，善噫善欠，名曰风厥。

此条即小孩之惊风。婴儿多进乳，辄成惊，病起于胃，故是二阳病兼神经，故是厥阴肝脉之弦，乃神经紧张之故。详拙著《伤寒研究》：脾与胃表里，脾

① 颟顸（mānhān）：糊涂而马虎。

之输在脊，故背痛病及神经，瑟瑟然惊，故主惊骇。饱自当噫，故曰善噫。欠伸不名为厥，欠为抽搐之渐，乃名为厥，故云善欠，病属厥阴。厥阴为风，此病之末路，必致惊厥，故名风厥。以婴儿为言者，以余之陋，仅见婴儿有此病，就吾所见者言之耳。

二阴一阳发病，善胀，心满，善气。

隐庵云：心系急则气道约。善气，太息也。然此说亦不经，毕竟心系急，气道约，何所见而云，然仍非证之病证不可。

三阳三阴发病，为偏枯萎易，四肢不举。

三阳为太阳，三阴为太阴。偏枯萎易，四肢不举，即类中之半身不遂，因是太阳太阴为病，故古方治此，多用麻黄。然此病实是内风，用麻黄往往不效，是当存疑。萎易，王注为变易。

鼓一阳曰钩，鼓一阴曰毛，鼓阳胜急曰弦，鼓阳至而绝曰石，阴阳相过曰溜.

钩毛弦石而分阴阳，各家均谓论四经之脉以应四时。钩当作弦，一阳之气初升，其脉如弦之端直，以应春之生气。然则所谓阴阳者乃四时之阴阳，一阳初生是少阳，弦为肝脉，当少阳主政之时而见厥阴之脉，虽属阴脉，仍有阳和之气，然后阳中有阴，乃能应春之生气。鼓阳胜急曰弦。弦，当作钩。胜急，言其盛也。夏为太阳主政之时，太阳者，即由少阳渐长而来夏之长气，亦即秉春之生气而来。钩脉，少阴也，太阳主时见少阴之脉，亦一阳一阴，然后能应夏之长气。鼓一阴曰毛。一阴，谓夏至一阴生也。毛，肺脉也。肺与大肠相表里，太阴阳明也，阳明与太阴同主一时。故《六节脏象论》云：肺为阳中之太阴，以在岁半以下，阳为宾位，故不曰鼓一阳，而曰鼓一阴。阳虽宾位，阴中仍自有阳在，然后能应秋之收气，鼓阳至而绝，当云鼓阴至而绝，理由同上。石为肾脉，应冬之藏气。滑氏已有此说，惟滑谓此皆真脏脉，非是，此言平脉也。钩毛弦石之名，皆指平脉。阴阳相过句，丹云：溜、流古通，然则经旨盖言脉动为进行的，即脉波之意，说详拙著《伤寒研究》。此节与上下文意义不相顺接，刘氏谓是他篇错简。

阴争于内，阳扰于外，魄汗未藏，四逆而起，起则熏肺，使人喘鸣。

此节亦与上下文不接。景岳谓：是营卫下竭，孤阳上浮。恐非是。鄙意喘鸣与息贲对勘，息贲即喘鸣，同是气喘，同是肺举叶张，然须知经文异其字面，初非偶然。息贲者，从三阳寒热传变而来，一传为索泽，再传为息贲，全是藏德外露。此病必在第三步之后，故死不治。本节所言，乃阴阳失职之害。阴者内守，阳者卫外。阴何以争于内，为卫外之阳失职也。阳何必扰于外，为内守之阴失职也。两者互相依倚，互相维系，不能指定孰先失职。惟病必由浅入深，则先病者必为卫外之阳，惟阳病不甚，则阴尚不至失职；阳病甚，则二者交相失。魄汗，不因暑而汗，乃脏液。例如虚人心烦则自汗，古人谓为心液者是也。脏液见于外，是阴在外也。烦热见于中，是阳在内也。阴阳易位，故曰争扰。热聚于中，阳不卫外，阴反在外，故当四逆。曰四逆而起者，谓因而见四逆也。曰起则熏肺者，外既四逆，热聚于里。凡热皆上行，故熏肺也。喘而且鸣，喉间有水鸡声，肺水为病也，是即今人所谓肺炎。息贲不必喘且鸣，喘鸣不必在索泽之后。

第七期

恽铁樵　著

阳阳别论（二）

阴之所生，和本曰和。是故刚与刚，阳气破散，阴气乃消亡。淖，则刚柔不和，经气乃绝。

薛福辰评点：本阴之所生和断句，盖本吴氏，与《生气通天论》自古通天者生断句，同一无谓。王注：阴，谓五神藏，是和本曰和，当然四字为一句，本指四时。四时之主政，各为一阴一阳，故能有生长化藏之功用。春时厥阴与少阳合，夏时太阳与少阴合，秋时阳明与太阴合，冬时太阳与少阴合。岁半以上，阳主之；岁半以下，阴主之。故春夏少阳太阳为主，厥阴少阴为宾；秋冬太阴少阴为主，阳明太阳为宾。天覆地载，万物方生，阴为之主，阳予之正，故少阳太阳皆为阴中之阳，而太阴少阴则为阴中之阴。凡此万物所生之本也，五脏之生，亦以此为本，能与本和者，谓之和。须知四时之妙用，在阴阳相互，刚柔相济，否则不名为和，故曰刚与刚，阳气破散，阴气乃

92

消亡。"淖"字，亦是阴阳不和，刘氏考证甚佳。《淮南·原道训》：甚淖而滒，注：滒，亦淖也。饘粥多滒者曰滒。《一切经音义》引《字林》：濡甚曰淖（节录刘氏《素问识》）。然则淖即刚柔不和之义，若举证以为例，燥湿不能互化者是也。小之口渴为热，为燥，为阴虚，口淡为寒，为湿，而病固有口渴甚而自觉口淡者。又如舌绛为热，津液干亦为热，而痰饮则为寒湿，然固有痰饮为患而见舌绛津干者。大之则筋枯血燥，涕泣自出，所谓溃溃乎若坏都，汩汩乎不可止者皆是。此处既云刚柔不和，经气乃绝，是淖字当指大者重者。经气乃绝，谓人身脏气不能与天时相应，即不能和本也。

死阴之属，不过三日而死；生阳之属，不过四日而死。所谓生阳、死阴者，肝之心，谓之生阳；心之肺，谓之死阴。肺之肾，谓之重阴；肾之脾，谓之辟阴，死不治。

《新校正》云：别本作四日而生，全元起本作四日而已。刘氏《素问识》亦云：既云死，犹云生阳，其义不通。鄙意以上诸说皆非是，若云生阳之下不当接死字，仅仅有此理由，亦太浅矣。吾有数疑点，本篇全是论死期，何得忽杂一生字？其一，所谓知生死之期者，即是知病之死期，非谓知死期之外复能知生期。句中生死字非平列的，不辨自明，何得云四日而生？其二，又详不过字，谓至某日当死，不能过也。

若云不过某日而生，藉非指死人说，亦复成何？话说有此三种理由，此句必是死字。可以断言，凡文字语言，所以达意，每一语必有其主旨，否则谓之无意识。今云不过四日而死，其主旨在教人知生死之期，若云不过四日而生，主旨何在乎？是无意识也。各家泥定生阳字样，全不问全篇主旨与本句主旨，可谓养其一指而失肩背者。再循绎文气，生阳死阴，必是古代医家习用术语，恐读者不知所谓，故有所谓以下二十一字之注脚：曰死阴之属、生阳之属，观之"属"字，则知生阳、死阴非病名，既非病名，则生阳不能死人，死阴亦不能死人，经旨必指能死人之病。此能死人之病，为生阳一类者，其死之日数为四日；为死阴一类者，其死之日数为三日，故曰生阳之属、死阴之属。然则经所指之病为何病乎？鄙意此处苟无错简者，能死人之病即是近上文之刚淖，与远上文之阴争阳扰。阴争阳扰，魄汗喘鸣，本是一种至危极险之证候，所以致此至危极险之侯者，在不能和本，刚与刚遇，刚柔不和，皆不能和。本者也不能和，则阳破阴消，经气乃绝。至于阳破阴消，经气既绝，死局已定，欲知其死之日期，只须观病之属于何类。若死阴之属，不过三日耳；生阳之属，亦不过四日。生阳、死阴究何谓乎？于是释之曰：肝之心谓之生阳，心之肺谓之死阴。复连累而及之曰：肺之肾谓之重阴，肾之脾谓之辟阴，都是死证。如此解释三节一气可成，意义极为明了，临床时自能胸有主宰。如各家注释，皆令人十年读书，天下无可治之病者也。辟阴，辟字，王氏释作避，吴氏作僻。按：辟字古义最多，观上文重阴重字之义，则辟字当作鞭①辟近里之辟字解。景岳作放辟解，亦觉未允。肝之心谓之生阳，意即上文一阳发病，少气善咳善泄，其传为心掣。盖五脏之病皆先病腑，由腑入脏，则病进，由脏再传则病深。其司岁半以上之脏气，顺传谓之生阳，逆传谓之死阴；司岁半以下之脏气，顺传谓之重阴，逆传谓之辟阴，此所谓顺传、逆传与转而不回、回则不转不同。回转，乃辨病与不病：不病者脏气顺传法天，谓之转；病者失其常态，不能法天，谓之回。此处则专就病说，凡病之末路无不阳破阴消，经气断绝，欲知败证已见，之后之死期不可不明。生阳死阴，重阴者生阳之类也，故曰生阳之属；辟阴者死阴之类也，故曰死阴之属。重阴、辟阴不言日数者，重阴四日死，辟阴三日死也。

结阳者，肿四肢；结阴者，便血一升，再结二升，三结三升。阴阳结斜，多阴少阳曰石水，少腹肿。二阳结谓之消，三阳结谓之膈，三阴结谓之水，一阴一阳结谓之喉痹。阴搏阳别谓之有子；阴阳虚，肠澼死；阳加于阴谓之汗；阴虚阳搏谓之崩。

就文气言之，结阳者起至谓之崩是一大段。音节

---

① 鞭：古同"硬"。

甚古，当无错简伪脱，然所言病证甚为复杂，究何理乎？上文所言，主意在别生死，故阴争阳扰，刚柔不和，皆言其最后一步。此节则言阴阳不和所生之病，是前列三节承别于阴者，知死生之期说，此节承别于阳者，知病处也说。前两节言无阳者，此节言有阳者，所谓阴结尚未至阳破阴消地位者，惟所言病证，不能悉举经验以诠释之，大是憾事。结阳肿四肢，此与脚气病自下而上者迥然不同。有某医喜用附子，于伤寒少阴证用附，痰饮用附，中风用附，颇多效者。然其人因习用之故，见解悉偏，于寻常轻病，亦多用附子。其媳患病延诊，据所述病情，初起不过伤风，然积久不愈，四肢肿已数月，视其前此所处方，则萸附姜桂，无虑数十百剂，然尚能行动如常，惟肢肿、面青、脉沉。余当时只知温药之非宜，予以轻剂宣肺，后亦未复诊，大约是不效。其病势热结于里无疑，结阴者便血，便血乃吾侪所习见者，然若何是结阴，颇费推敲。此病槐花可谓特效药，吾所愈者可十余人，最剧者为陶希丈。陶于早岁患伤寒，愈后腹胀，二十年不愈，且肝病极深，脉有歇止，就诊于某医，予以附子，遂便血，后虽得愈，然常发。脉有歇止如故，越五年，发愈频，偶感劳剧，复饮酒，遂大发，日如厕三次，觉大便甚润，其脉向有歇止，便血则否。当便血时，其脉软缓，用药止其血，则脉复有歇止，后用千金槐实丸去温药，病良愈。仲景以脉有歇止者为促结代。

脉来缓，时一止名曰结，为阴脉。促则其势剽疾，亦见歇止，为阳脉。岂结阴、结阳即谓此耶？然促结之脉类，一人一时并见，且见促脉者仍可服温药，殊不明其理。余自三十五后耳聋，因治聋，遂得药，蛊脉如雀啄者垂十三年，中间曾患脚气，服附子四五剂而愈，又曾服当归龙荟丸，稍久便血一次，屏丸勿服，血亦自愈，脉则至今有歇止如故。以上所记病情，颇与经文不合，自来医家记载，亦无如吾言之详者。脉有歇止，本心房瓣膜病，然经文当有研究之价值，今既不明其理，姑详叙吾所知者以待后贤。又结阴者便血一升数语，据王注谓是一盛二盛三盛，毫无标准，是注与不注同也。若云一次结则便血一升。如希丈之剧劳饮酒，愈而再发，所便之血，视前此多一倍为二结二升。若更犯之，再发当更多一倍，为三结三升。如此解释，亦颇有意味。第不知究竟是否如此也？阴搏阳别谓之有子，此亦可以实验证经文者，现在吾侪所根据以知有子与否者，在其人呕吐、恶寒、经阻腹不胀、脉滑有神，非能辨阴搏阳别之脉而知之也。王注谓尺与寸殊，阴中有别阳，故其语不能验诸事实。今之孕妇，何尝尺与寸殊，间或有之，不过十之一二，不能据为定法，亦显然矣。昧者谓古今之病不同，极谬。若谓古今之孕不同，度虽妄人不出此语，然则经文非欤？鄙意此殊不难解释，所谓阴搏阳别者，谓脉动也。搏而勿浮命曰一阳，搏而勿沉名曰一阴，皆言脉之和也。凡脉和者，无所谓阴阳，对于阳言则谓之阴，对于阴言则谓之阳，以阴阳本同出异名，不病时无所谓阴阳也。惟孕则见脉动，后人所谓如珠替替然者是也。大、浮、数、动、滑，均阳脉，若无病不当见动脉，见动脉则为有孕之征。动脉，阳也，对于阳言故曰阴搏，其实阴搏即平脉耳。平脉之中，阳脉之动脉独见，故曰阳别。如此以候孕脉，百不爽一。必验诸事实而信，然后吾之解释可以心安理得，否则自欺而已。《内经》固不我欺，各家之注均不能心安理得，于是《内经》无丝毫用处。阴阳虚肠澼死。杨凛知夫人案是绝好证例，详《伤寒研究》。阴虚阳搏谓之崩。血崩亦今日所常见之病，既崩之后，脉无不芤，乍崩之顷，脉或弦盛洪数，不能一定所以然之故，以致崩之原因不一也。经文其指将崩未崩之顷乎，且此句似与阴搏阳别句有关系，若曰阴平脉中独见阳动脉者，是孕征。若阴虚而见阳脉者，乃崩漏之朕兆，非孕脉也。据此推之，则阳加于阴谓之汗者，谓缓滑之脉也。脉缓为阴，滑为阳。滑脉见于缓脉之中者，知其病之将得汗也。结于阳者肿四肢，如吾所见多服附而脉沉，沉为阴脉。然病为热聚于里，则非阴聚，乃阳聚，故谓之结于阳。结于阳者，昏沉呓语，肌肤甲错，齿衄舌衄，在伤寒常见者，固不仅为肿四肢，然使谓他无所苦，但肿四肢者为阳结之主证，亦通。阴结便血，脉弱而有歇止者也。

二阳结谓之消，阳聚于胃，则善饥、善渴，饮与食多于寻常，谓之消证。三阳结谓之膈者，热结于小肠膀胱。热结于小肠膀胱，当不得便泻，然不便泻，不名为膈。凡呕吐不能饮食者，其幽门多闭，因下口闭故上口不能纳。不能纳者，方谓之膈。今云三阳结谓之膈，是否三阳结则幽门当闭，尚有待于考证。三阴结谓之水，三阴谓太阴肺与脾也。太阴结在上为肺水而喘，在下为腹满而肿。一阴一阳结谓之喉痹。王注：谓心主三焦之脉络喉。于三阴结、三阳结、一阴一阳结，其脉何如？未能详也。阴阳结斜一语，斜字尤不可晓。马云：斜、邪同。《灵枢·动输篇》有少阴之大络循阴股内廉邪入腘中。虽如此，邪训斜，则可斜代邪，他处无之。且阴结阳结，何莫非邪？何以此句独云结邪？是马说不为圆满。鄙意疑斜字有误，不可凿解，不如缺之。

三阴俱搏，二十日夜半死；二阴俱搏，十三日夕时死；一阴俱搏，十日死；三阳俱搏且鼓，三日死；三阳三阴俱搏，心腹满，发尽，不得隐曲，五日死；二阳俱搏，其病温，死不治，不过十日死。

此节所谓搏，当是脉搏。然仅以脉搏定死期，必无是理。当然承上文而言，假使别无错简，则所承之上文，必为石水、消膈水、喉痹、肠澼、崩，然而苦于无可拟议，各家以生数成数为释，未能慊然于心，宁付之阙如也。

灵兰秘典论

取篇末语名篇，按第就职官着想，初无深邃医理，且有溢出医学范围之言，精光之道云云，几疑是灵骄，三复之然后知是全书之精华也。

黄帝问曰：愿闻十二脏之相使，贵贱何如？岐伯对曰：悉乎哉问也！请遂言之。心者，君主之官也，神明出焉。肺者，相傅之官，治节出焉。肝者，将军之官，谋虑出焉。胆者，中正之官，决断出焉。膻中者，臣使之官，喜乐出焉。脾胃者，仓廪之官，五味出焉。大肠者，传道之官，变化出焉。小肠者，受盛之官，化物出焉。肾者，作强之官，伎巧出焉。三焦者，决渎之官，水道出焉。膀胱者，州都之官，津液藏焉，气化则能出矣。凡此十二官者，不得相失也。

疑此即前篇所谓十二从，故曰十二官者不得相失。心者君主之官，神明出焉。与西国解剖不合，然经旨确是如此。圣人南面而立，前曰广明，此广明之明，即日月之明，经意以为在人身惟心之神明可以当之。心之象配火，其位为离，《易经》以离卦为人君之象，与此正同。今日解剖所得，知识全出于脑，不出于心，心为造血之器官，非知识之器官，此言是也。然脑仍是器官，神经乃知识所由之路径，识阅乃知识所居之屋宇，若问知识之本质，仍是一不可思议之物，并非脑与神经。况所谓心者，君主之官，神明出焉，竟是虚位，不言实质，故心独为君火，曰君火以明，曰藏德不止，曰天明则日月不明。《内经》理论原属一贯，现世科学既未能抉破生命之神秘，即《内经》藏德一语，不得谓无价值。若泥定迹象，以求之《内经》，固全书与实地解剖不合，不独此处可议也。心既为君主，自当有相傅。《难经》云：人一呼脉行三寸，一吸脉行三寸，是最有节者，故曰治节出焉。胆为中正，决断出焉，不详其义。肝主怒，拟其似者，故曰将军。怒则不复有谋虑，是肝病也。从病之失职以测不病时之本能，故以谋虑归诸肝。《素问识》云：《韩诗外传》舜甄盆无簠，注：簠，即今甑箄，所以盛饭，使水火之气上蒸，而后饭可熟，谓之簠。膻中之命名，正与此义吻合。李氏、高氏谓膻中即心包络，非也。盖包中乃无形之气，心包络乃有形体者，岂可并为一谈？薛雪云：膻中亦名上气海，为宗气所积之处。吴云：膻中气化则阳气舒，使人喜乐；不化则阳气不舒，而令人悲忧，是为喜乐之从出也。此说极为圆满。脾胃大小肠数语，意义自明。变化化物，义略同。作强之官，伎巧出焉。《古今黄主》云：作强乃精力之谓，伎与巧，苟无精力，何从得之？此说较各家之说为长。李云：肾主水，智者乐水，故云伎巧出焉，亦佳。鄙意病劳瘵多欲者，神昏气馁，不能作强，值事理之稍繁赜者，辄惮烦不耐思索，观病肾者与不病肾者之异点在此，于是知作强伎巧为肾之藏德矣。刘云：决渎是中渎之讹。《本输篇》：三焦者，中渎之府也，水道出焉。《五行大义》云：三焦处五脏之中，通上下行气，故为中渎。今据仓廪受盛之例，决字疑是中字，否则是央字。《荀子》：入其央渎，注：中渎也。如今人家水沟，膀胱位居最下，三焦水液所归。《五行大义》引《河图》云：膀胱为津液之府。《韩诗外传》：膀胱，凑液之府。气之化原，居丹田之中，是名下气海。天一元气化生于此，元气足则运化有常，水道自利，故曰气化能出。萧京《轩岐救正论》云：津液主水，膀胱司水，水不自化，而化于气。此阴以阳为用，未免稍费工夫，故不曰出焉，而曰则能出矣（节录《素问识》）。

故主明则下安，以此养生则寿，殁世不殆，以为天下则大昌。主不明则十二官危，使道闭塞而不通，形乃大伤，以此养生则殃，以为天下者，其宗大危，戒之戒之！

主明下安，即指藏德。惟心有藏德，然后神明乃出也。而心则为火，自今日观之，经所谓藏德，以地心热力当之，极为吻合。古人不知地心热力，而据理推之，则已知确有此一物，故其辞隐而奥。景岳不得其解，幻为扶阳抑阴之说，不知心阳原是无可扶助之物。故《内经》养生，方法在顺时，归结在无为恬淡。自余各家，又未能知景岳之意，恣意哗辨，只是搔不着痒处，经旨乃愈晦矣。赵养葵《医贯》云：玩《内经》注文，即以心为主。愚谓人身别有一主，非心也，谓之君主之官，当与十二官平等，不得独尊心之官为主。若以心之官为主，则下文主不明则十二官危，当云十一官矣。盖此一主者，气血之根，生死之关，十二经之纲维也。赵氏亦已领会及此，惟于藏德字不明，遂格格不吐如此。

至道在微，变化无穷，孰知其原！窘乎哉，消者瞿瞿，孰知其要！闵闵之当，孰者为良！恍惚之数，生于毫厘，毫厘之数，起于度量，千之万之，可以益大，推之大之，其形乃制。

至道在微，谓天明则日月不明，其理甚微妙也。变化无穷，谓神明之作用也。

第八期

恽铁樵　著

六节藏象论

刘氏《素问识》云：自岐伯对曰昭乎以下，至孰多可得闻乎，七百一十八字。《新校正》云：全元起注本及《太素》并无，且取《通天论》自古通天者云云，及其气三以下三十一字，与《三部九候论》三而成天以下四十五字，凑合为说。其意竟不可晓，又且立端于始以下十二字，全袭《左传·文公元年》语，明是非旧经之文，故今除之，不及释义。运气别是一家，无益于医术。

【铁按】刘氏此说，未为允当，他篇重出，及偶与《左传》雷同，不足为非旧经之证据。至云运气无益于医术，尤非通论。《天元纪①》以下七篇，统六十年周甲计之，诚无从证其是非，若一年之四季与一日之昼夜，实《内经》之灵魂，舍此不讲，《内经》全书

————————

① 纪：原作"记"，据文义改。

均无有矣。自我言之，本篇乃应有之文字，且为必不可少之文字。苟无此篇，则他篇所言五脏与四时相应，皆不能彻底明了。且所恶于气运者，在一开口不离五行生克，《内经》本不教人如此讲，五行原是术语，假以明理者。后人之论，皆反客为主，从五行大做其文章，至今日则又因各注家过信五行，波及《内经》，以为此书无研究价值，令人为《内经》呼冤不置。

帝曰：余闻天以六六之节，以成一岁，人以九九制会，计人亦有三百六十五节，以为天地久矣，不知其所谓也？岐伯对曰：昭乎哉问也！请遂言之。夫六六之节、九九制会者，所以正天之度、气之数也。

制会，刘引《周礼》郑注：月计曰计，岁计曰会。制，即制度。天与人会合，以数计之，故云制会，正天之度气之数。盖天之运行，本是四时行焉，万物生焉，无所谓度，人欲计之，以验其有无相差。因有天度，四时之气候，本亦无所谓数，人设法以计之，然后有数可言。六六九九，所以正天之度，正气之数者也。

天度者，所以制日月之行也；气数者，所以纪化生之用也。

此节意义自明，将天度气数之作用揭出，章旨极为明白。不知诸注家何由误会，致如鼠入牛角，愈用力愈穷窘，卒之不能自圆其说，遂有许多曲说，歧之又歧。

天为阳，地为阴；日为阳，月为阴。行有分纪，周有道理，日行一度，月行十三度而有奇焉，故大小月三百六十五日而成岁，积气余而盈闰矣。立端于始，表正于中，推余于终，而天度毕矣。

日行一度，月行十三度有奇，大小月三百六十五日，积气余而盈闰，此是深一层之研究。何以言之？春生夏长秋收冬藏，人亦应之，其大略也。天运有常，气候不定，求其不定之故，即由于天度之畸零，则此畸零数不可不知。故进而研求气余盈闰之理，此理甚繁甚颐，终竟研究不尽，执简御繁之法，惟立端于始，表正于中，推余于终耳。所谓立端于始者，即后文求其至也，皆归始春之义。表正于中者，王注：表，彰示也；正，斗建也；中，月半也。推，退位也。言立首气于初节之日，示斗建于月半之辰，退余闰于相望之后，此即求节气之法也。在历法未密时所当有事，在今日二十四节历书中详尽无讹，更不劳医界推算。节候无误，即所谓天度毕也。

帝曰：余已闻天度矣，愿闻气数何以合之？岐伯曰：天以六六为节，地以九九制会，天有十日，日六竟而周甲，甲六复而终岁，三百六十日法也。

天运为天度，节候为气数，定三百六十日为一年，气数天度可得而言矣。天有十日，固是指天干，然此十日，仍是从三百六十之数来。凡三才之三，八卦之八，天干之十，地支之十二，甲子之六十，无非根于周天之数，故三百六十，乃各数从出之源。

夫自古通天者，生之本，本于阴阳。其气九州九窍，皆通乎天气。故其生五，其气三，三而成天，三而成地，三而成人，三而三之，合则为九，九分为九野，九野为九脏，故形脏四，神脏五，合为九脏以应之也。

此节仍言九九六六之会，故下节问何谓气。

帝曰：余已闻六六、九九之会也，夫子言积气盈闰，愿闻何谓气？请夫子发蒙解惑焉。岐伯曰：此上帝之所秘，先师传之也。帝曰：请遂闻之。岐伯曰：五日谓之候，三候谓之气，六气谓之时，四时谓之岁，而各从其主治焉。五运相袭，而皆治之，终期之日，周而复始，时立气布，如环无端，候亦同法。故曰：不知年之所加，气之盛衰，虚实之所起，不可以为工矣。

五日为候，即地球上生物五日一变迁。三候为气，时序每十五日可分划一小段落也，因每岁是三百六十五日，日行岁右迁者五，实五运名调之所由来。《六微旨篇》云：日行一周，天气始于一刻，日行四周，天气始于七十六刻，日行五周，天气复始于一刻，故曰时立气布，如环无端。所谓时立气布者，即岁立，亦即下文求其至也，皆归始春之义。所谓候，亦同法者，即申子岁，初之气天数始丁水下·刻，二之气始于八十七刻六分，三之气始于七十六刻，四之气始于六十二刻六分，五之气始于五十一刻，六之气始于三十七刻六分，为一年之六气。候一年之六气，亦终而复始，其法与五运相袭同，故曰候亦同法，宜参观《六微旨篇》。然此亦是历法不精密时，医师所当有事，若在今日，一检历书足矣。气之盛衰，虚实之所起，即后文太过不及。

帝曰：五运之始，如环无端，其太过不及何如？岐伯曰：五气更立，各有所胜，盛虚之变，此其常也。

当是五气更立，各为主之气，制其所胜之气。五气更迭为盛虚，故云此其常也。

帝曰：平气何如？岐伯曰：无过者也。帝曰：太过不及奈何？岐伯曰：在经有也。帝曰：何谓所胜？岐伯曰：春胜长夏，长夏胜冬，冬胜夏，夏胜秋，秋胜春，所谓得五行时之胜，各以气命其胜。

胜以德言，被胜以贼言。例如春胜长夏，言秉春之生气者，湿邪不能为害也。生气为春之德，湿则长夏之淫气。长夏胜冬，秉化气者，寒邪不能为害也。余脏准此，四时各有胜气，与五脏合德，即以其合德者隶属之，故曰各以其气命其脏。

帝曰：何以知其胜？岐伯曰：求其至也，皆归始春，未至而至，此为太过，则薄所不胜，而乘所胜也，命曰气淫。不分邪僻内生，工不能禁（此处当从王注"不分"至"能禁"十字衍文），至而不至，此谓不及，则所胜妄行，而所生受病，所不胜薄之也，命曰

气迫。

所谓求其至者，气至之时也。谨候其时，气可与期，失时反候，五治不分，邪僻内生，工不能禁也。

何以知其至，在谨候其时，以时为标准，辨其太过不及而五治以分，重心在何以知其胜与谨候其时二语。

帝曰：有不袭乎？岐伯曰：苍天之气，不得无常也。气之不袭，是谓非常，非常则变矣。

夏之长承袭春之生，秋之收承袭夏之长，是谓有常；冬行夏令，春行秋令，是谓非常，则不能承袭。

帝曰：非常而变奈何？岐伯曰：变至则病，所胜则微，所不胜则甚，因而重感于邪，则死矣。故非其时则微，当其时则甚也。

譬如春行夏令，湿为病，是生气所能胜者，虽病亦微。春行秋令，燥为病，燥能杀物，生气所不能胜者，则其病剧。若更有他种原因致肝病者，如盛怒薄厥之类，在法当死。

帝曰：善。余闻气合而有形，因变以正名。天地之运，阴阳之化，其于万物，孰少孰多，可得闻乎？岐伯曰：悉哉问也！天至广不可度，地至大不可量，大神灵问，请陈其方。草生五色，五色之变，不可胜视；草生五味，五味之美，不可胜极，嗜欲不同，各有所通。天食人以五气，地食人以五味。五气入鼻，藏于心肺，上使五色修明，音声能彰。五味入口，藏于肠胃，味有所藏，以养五气，气和而生，津液相成，神乃自生。

《新校正》云：自岐伯曰昭乎哉问也起，至可得闻乎止，全元起注本及《太素》皆无之，疑王氏所补。然自第一节久矣不知其所谓也，直接悉哉问也，亦复答非所问。王氏或因此取他书补之，又或者王氏所注本与全注本不同，均未可知。观王氏于衍文，标明今朱书之云云，则未必有所损益不加标识。然则王注本与全注本，本自不同耳。又此处帝问阴阳之化，于万物孰多孰少，而草生五色以下，亦复答非所问，是中间仍有脱简也，疑万物二字当作五脏二字。

帝曰：藏象何如？

藏，即五脏之藏，亦即藏德之藏。有所藏，然后有所著。帝欲知其所著者，分属五脏若何，故曰藏象何如？

岐伯曰：心者，生之本，神之变也，其华在面，其充在血脉，为阳中之太阳，通于夏气。肺者，气之本，魄之处也，其华在毛，其充在皮，为阳中之太阴，通于秋气。肾者，主蛰，封藏之本，精之处也，其华在发，其充在骨，为阴中之少阴，通于冬气。肝者，罢极之本，魂之居也，其华在爪，其充在筋，以生血气，其味酸，其色苍，此为阳中之少阳，通于春气。脾、胃、大肠、小肠、三焦、膀胱者，仓廪之本，营之居也，名曰器，能化糟粕，转味而入出者也，其华

在唇四白，其充在肌，其味甘，其色黄，此至阴之类，通于土气。凡十一脏，取决于胆也。

藏象，在人为五脏之所著，在天为藏德之所著，故每节皆言通乎四时之气。不曰四时而曰四时之气者，指生长化收藏。生长化收藏，藏德之所著也。心曰阳中之太阳者，凡五脏主岁半以上者，皆以阳为言，从清明至夏至，阳中之太阳也。肺所主者，夏至至秋分，等于日中至黄昏，虽尚是白昼，已由阳入阴，故曰阳中之太阴。肾所主者，为秋分至冬至，等于合夜至鸡鸣，此与心为对，故曰阴中之少阴。肝所主者，为冬至至春分，等于鸡鸣至平旦，是由阴入阳之时，故云曰阴中之少阳。原文作阳中之少阳，上一阳字误。四序为递迁的，为进行的，不能划分界限，故心与肾，一为阳中之阳，一为阴中之阴；而肝与肺，则为阴中之阳，阳中之阴。心，以太阳为言；肝，以少阳为言，皆言其腑，本是一脏一腑，一阴一阳，互相输应。在岁半以上，阳为之主，阴为之使；岁半以下，阴为之主，阳为之潜故也。《灵·九针十二原篇》：心为阳中之太阳，肾是阴中之太阴，肺为阳中之少阴，肝为阴中之少阳，此专主时序说，亦可互参。此段王注与《甲乙》《太素》均有出入。鄙意但心知其故即得，深求之仍在可解不可解之间，实为无益。脾胃大小肠三焦膀胱，统属于土，经旨当指一化字，各家均器字断句。鄙意当能字断句，因器能作一名词，则此节经旨显然矣。盖器字指躯体，器能者，躯体之能力也。此能字与病之形能之能字同，化糟粕转味而出入，专以化为能事，故通于土气。而脾胃大小肠三焦膀胱所以一串说下，自各家不知此理，于是本节之经旨既不能明，却又生出一三焦问题。以为三焦本属虚位，《灵枢》所谓上焦如雾，中焦如沤，下焦如渎，而此处则云名曰器，是三焦为有状有体者矣。于是欲寻一三焦以实之，既大索不可得，则疑莫能明，纷纷聚讼。近世唐容川乃以油膜为三焦，乃益支离破碎，不可究诘。营之居也句，营字，景岳谓"是水谷之精"，刘云：《灵枢·营气篇》，营气之道，内谷为宝，谷入于胃，气传之肺，流溢于中，布散于外，精专者行于经隧，常营无已。《痹论》云：营气者，水谷之精气也。《营卫生会篇》：营气出中焦。其义并通。十一脏取决于胆，其义未详。

故人迎一盛，病在少阳；二盛，病在太阳；三盛，病在阳明；四盛，以上为格阳。寸口一盛，病在厥阴；二盛，病在少阴；三盛，病在太阴；四盛，以上为关阴。人迎与寸口俱盛四倍已上，为关格。关格之脉，嬴不能极于天地之精气，则死矣。

本节各家注释无一可取者，乍读不可解，再三研求，粗通其意。考之《灵枢》《难经》《伤寒论》，而疑窦滋多。兹先讨论本文，然后更及其他。本节最难解之处有四：其一，人迎寸口相差四倍三倍，以何者为标准？如云以意会之，两手脉之大小诚易辨，小一倍、小两倍则不可辨，何况更言三倍、四倍乎？其二，三阳三阴之病，日日见之，时时见之，即将死之病，亦常常见之，卒无有两手脉相差甚悬绝者。其三，就病情体会，明明少阳病，其脉不必人迎盛于寸口；明明太阳少阴病，阳明太阴病，其两手脉不必相差至二倍、三倍，岂但不必相差，简直绝无其事。则经文所言者究何指邪？其四，凡病从外之内，第一步在太阳，第二步在阳明，其少阳则非必见之证；若在三阴者，类都三经兼见，而病之传经而入阴分者，恒由太阳先至少阴，此证之《伤寒论》，验之事实而不爽者。今云一盛在少阳厥阴，二盛在太阳少阴，三盛在阳明太阴，又何说乎？注家于此等处均不理会，循文敷衍，妄欲以其颠顸不通之见解，诏天下后世，谬甚。吾所得者，虽未敢云至当不易，然于以上所述四层，颇足以释疑辨惑，其说如下：一盛二盛，言气化也。

本篇篇名《六节藏象》，上半篇皆言六节，下半篇则言藏象。藏象者，言五脏之所著，曰通乎夏气，通乎春气，即谓生长化收藏也。藏①者不可见，所可见者生长收藏。人生之生长收藏，与天地之生长收藏相应，故曰通乎四时。生长收藏配四时，五脏亦配四时。肝应春气为阳中之少阳，心应夏气为阳中之太阳，

① 藏：此字疑为"化"。

脾胃应长夏为阳明太阴，曰化糟粕转味而入出，明言此应化气也。是故一盛病在少阳，非谓胆与三焦，亦非谓寒热往来，乃指肝病也。然所谓肝病非解剖的肝脏，为病亦非通常肝气病，乃指生气病也。凡人五色修明，虽曰五气藏于心肺，其实皆生气作用。病之太初，第一步必五色不修明，五色不修明病最浅者，故一盛病在少阳。其曰二盛病在太阳，即上文阳中之太阳，乃指心，非指小肠与膀胱，亦非实质的心。所谓生之本神之变，通乎夏气，盖言长气也。曰三盛病在阳明，则化气也，人生之所恃，以维持生命者，即在化糟粕转味而入出，故化气病，为最甚。其言厥阴、少阴、太阴者同上，亦言生气、长气、化气也必如此解释，然后与上文有关系，然后先少阳厥阴，次太阳少阴，又次阳明太阴，乃为一定不易之程序。天覆地载，万物方生。阳予之正，阴为之主，其未出地者，名曰阴处，岁半以下，皆阴处也，故不言收气藏气。四盛以上为格阳何谓乎？凡初步生气病者，在内则感不适，在外则颜色晦滞，然不必有若何病状。至长气病，则痛苦悉见，且其痛苦必甚剧烈，见邪正相争之状。继此而病更进，则正气必衰，不复能与病毒相抗，病人辄显奄然欲毙光景。此为各种疾病一定之程序，且第一步为病毒袭体，第二步为邪正相争，第三步为正虚邪实，天然段落分明。然病若止此，则人必不死，所以不死之故，化气之作用虽衰，体力之消耗未尽也，正虚邪实，病无不进之理，继此更进，则已虚之正气复见。有余之象藏于内者，乃悉数暴露于外，体工之作用至此全毁，而成阴阳不相应之局势，故曰关格。暑往寒来，寒往暑来，阴中有阳，阳中有阴，此所以有胜复，故重寒则热，重热则寒，寒极生热，热极生寒。自阴阳不相应，则胜复之道穷，曰赢不能极于天地之精气则死者。赢，古通盈，盈科而进，科有进行意。正虚邪实，病进不已，自身之阴阳不相应，与天地之阴阳亦不相应，不复能循天道而有胜复，不能复，故死也。如此解释则一盛、二盛、三盛、四盛，亦涣然冰释，而于赢不能极句，亦丝毫不假穿凿，不必如吴鹤皋改赢为赢，仍在若明若昧之间也。倍字必误，纵不误亦非言脉，倍是指病进，《灵枢》文字尤多障漏，直是因《内经》之误而误，兹又略为讨论如下。《灵枢》言关格者，《禁服篇》最详，其文云：寸口主中，人迎主外，两者相应，俱往俱来，若引绳大小齐等，春夏人迎微大，秋冬寸口微大，如是者名曰平。人迎大一倍于寸口，病在足少阳；一倍而躁，病在手少阳；人迎二倍，病在足太阳；二倍而躁，病在手太阳；人迎三倍，病在足阳明；三倍而躁，病在手阳明。盛则为热，虚则为寒，紧则为痛痹，代则乍甚乍间。盛则泻之，虚则补之，紧痛则取之分肉，代则取血络且饮药。陷下则灸之，不盛不虚，以经取之，名曰经刺。人迎四倍者，且大且数，名曰溢阳。溢阳为外格，死不治。必审按其本末，察其寒热，以验其脏腑之病。寸口大于人迎一倍，病在足厥阴；一倍而躁，病在手心主；寸口二倍，病在足少阴；二倍而躁，病在手少阴；寸口三倍，病在足太阴；三倍而躁，病在手太阴。盛则胀满寒中，食不化；虚则热中，出糜，少气，溺色变；紧则痛痹；代则乍痛乍止。盛则泻之，虚则补之，紧则先刺而后灸之，代则取血络而后调之，陷下则徒灸之。陷下者，脉血结于中，中有著血，血寒故宜灸之。不盛不虚，以经取之，名曰经刺。寸口四倍者名曰内关。内关者，且大且数，死不治。必审察其本末之寒温，以验其脏腑之病。此其所言较《素问》为详，文字亦较明白，无游移疑似之处，然与《素问》不合，即《灵枢》本文亦自相抵触。如云寸口主中……名曰平人，明明为两手之脉，曰人迎大一倍于寸口病在足少阳，则明明谓左手脉大，右手脉小，相差一倍。足少阳胆经有病，足少阳胆病，为口苦、咽干、胁痛、寒热往来乎，抑下厥上冒徇蒙招尤，目冥耳聋乎？无论何种病证皆见弦脉，不必左手脉大于右者一倍，此已不可解，且何故少阳为第一步，曰二倍足太阳、三倍足阳明？即以伤寒病言之，太阳证之脉有紧有缓，阳明之脉有数有沉，有洪大，甚且有脉伏不见者，果可以二倍三倍为候乎？且心识其为二倍，有何术证明其非二倍半，或一倍半？此层尤不可解。盛虚紧代四字，明明四种脉，将皆指大者言之乎？抑该言两手乎？且人迎下之热寒痛痹，指定少阳乎，太阳乎，抑统三者言之也？寸口下之胀满痛痹脉血络，分指太阴少阴乎？抑为三阴共同之见证乎？详腹满寒中食不化字样，似属太阴，热中出糜少气溺变色，似属少阴，乍止乍痛似属厥阴，痛痹则三阴皆有之，果如此乎？抑非如此乎？文字视《内经》为浅，病理则不如《内经》之明晰。三倍四倍字，果可据此为典实乎？古代简策繁重，师弟授受，类恃背诵，观《素问》多韵文，即知其书之古。《灵枢》浅易不啻倍蓰，且后出不知经几许次口授，然后笔之于书，则其书亦《难经》之俦，错误在所不免。本节所言，似乎解释《内经》而未明《内经》之旨者，故吾仍疑四倍三倍之倍字，不可为训。

《难经·三十七难》云：邪在六腑，则阳脉不和，阳脉不和则气留之，气留之则阳脉盛矣；邪在五脏，则阴脉不和，阴脉不和则血留之，血留之则阴脉盛矣。阴气太盛，则阳气不得相营也，故曰格；阳气太盛，则阴气不得相营也，故曰关；阴阳俱盛，不得相营也，故曰关格。关格者，不得尽其命而死矣。徐灵胎注《难经》本节下云：《灵枢·终始篇》云，溢阴为内关，溢阳为外格。并引《素问·藏象论》云，经文并无以阴盛为格，阳盛为关者。

【铁按】阴盛格阳云云，虽与《素》《灵》显然相背，然确有至理。须知病毒所凭藉者为正气，正气盛病势亦剧，正气衰病状亦衰。凡病至于化气既病之后，已是末传，藏德暴露，是正气衰极反盛也，然须知此时之盛，乃假象，看是阳盛，实是阳衰。又阴内守阳卫外，阴阳互相倚依，互相维系，阳回则阴生，阳消则阴破，阳扰则阴争，故见阳格者，阴无不关以故。就阳盛之假象言之，谓之阳盛而格；就真象言之，岂非阳衰而格？阴盛云者，实阳衰之互辞也。故《难经》不以显背《素》《灵》为嫌者，其所注意实在牝牡骊黄之外，且交互言之，愈足发明经旨。鄙意以为此层可无疑义，所可异者，《难经》以病在腑在脏，气留血留为言，与《内经》藏象之理不合，似《难经》亦与《灵枢》一辙，未能洞明经旨也。

　　按：唐张守节作《史记正义》，于《扁鹊传》全引《难经》为释，是唐人认《难经》为扁鹊著也。日人丹波元坚有考证，谓"书中多东汉人语，如元气之称始见于董仲舒《春秋繁露》。男生于寅，女生于甲，《说文·包字注》、高诱《淮南子》注、《离骚章句》，俱载其说。木所以沉，金所以浮，出《白虎通》；金生于巳，水生于申，泻南方火，补北方水之类，并是五行纬说家之言，而《灵》《素》中未有道及者。"

　　据此，则《难经》是东汉时书，非战国或西汉文字。《灵枢》，朱紫阳以为浅甚，今观其文字，亦非西汉人手笔。《难经》中引《灵枢》之文甚多，则《灵枢》又在《难经》之前，仲景《伤寒论》序谓撰用

《素问》《八十一难》。是否《八十一难》即今《难经》尚未能断言。以关格而论《灵枢》《难经》之浅，已可见一斑，恐仲景所用者，竟非此书。然则真古者仅一《素问》而已，所贵乎古者，非徒因其旧说者。谓春秋时各种学派，全出于老子，老子世为周室守藏，夏商周三代菁英，老子皆见之，故一身为学术之源泉。是以春秋时之学术，其较后来为可贵者，因后来之学术皆渊源于春秋，而春秋时之学术则渊源于三代，其所积为较深厚也。故《灵枢》《难经》《伤寒论》三书在伯仲之间，总不能与《素问》相提并论，而《素问》之精义，三书亦未能悉数吻合也。奥理之发明，非可预期，积年累月，或仅得一两则，今吾于关格发见《灵枢》《难经》之弱点，故并论之。

群经见智录

恽铁樵　著

侯酉娟　杨建宇　整理

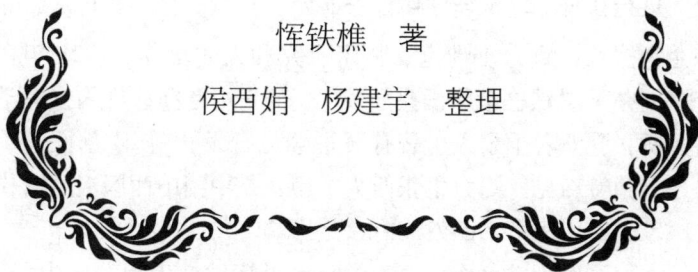

内 容 提 要

恽铁樵（1878—1935），名树珏，字铁樵，别号冷风、焦木、黄山，江苏省武进人，是近代具有创新思想的著名中医学家。早年从事编译工作，后弃文业医，从事内科、儿科，对儿科尤为擅长，致力于理论、临床研究和人才培养。1925 年在上海创办了"铁樵中医函授学校"，1933 年复办铁樵函授医学事务所，受业者千余人。著有《群经见智录》等 24 部医学著作，有独特新见，竭力主张西为中用，是中国中西医汇通派代表医家，对中医学术的发展有一定影响。

本书系医论类著作，全 3 卷，本是恽铁樵为阐发《内经》要旨，批驳余云岫攻击《内经》之说，针对余云岫《灵素商兑》一书而作。作者据自己多年医学经验的积累，和《内经》《伤寒论》理论的认识积淀，针对《内经》理论大胆提出了新见解，并较为公允客观的针对余氏观点，进行阐释反驳，对学者有颇多启发。卷一首论《内经》之发源、成书、读法及总提纲，次述《内经》与《易经》关系，以及五行、四时、甲子等相关问题；卷二通过对扁鹊、仓公医案之剖析，以及《内经》治法与仲景《伤寒论》之互证、标本中气、七损八益等专题讨论，以求证古本《内经》，并说明古人如何运用《内经》法则；卷三系其对余氏《灵素商兑》诋毁《内经》、否定阴阳五行学说所作的专篇论辩。

本书成书于 1922 年，系《药盦医学丛书》之一种，亦曾作为铁樵中医函授学校的讲义，帮助学生认识与研读《黄帝内经》。

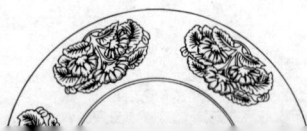

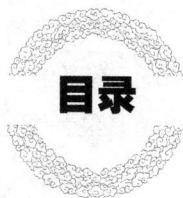

目录

</cite>

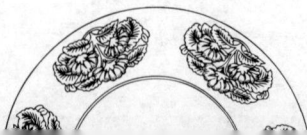

自序

凡治中医者，罔不知《素问》《灵枢》《伤寒》《金匮》之可贵。卒之治医者，或不读以上四书，或虽读之而茫无所得，不敢用其方。即用之，亦不能尽其变，则且功过不相当。若是者，亦安在其可贵哉！自世风不古，浅者忌人能而炫其能，炫者愈多，其说愈枝，去真愈远。有真能者，偶发一言，则众喧乱之，必使缄口结舌然后已。彼能者，自度口给不足御人，袖手而退，甘心抱残守缺，思得其人以传之，卒之不得其人，则其所能者渐就湮没。盖学术不见重于世也久矣。晚近欧亚媾通，我黄农之胄，在在相形见绌，几无一长可录。推究因果，岂不以此？固不独医学为然。然紫色夺朱，郑声乱雅，其最难辨识者，必其最精深者。故百凡艺术之衰歇，医为尤甚。鄙人治医才十年耳，其始知并世医家之技能，其后知宋元以下医家之著述。就各家著述，得略知《伤寒论》之方药，以之治病多验，然总未奠确立不拔之基。偶读西医余云岫《灵素商兑》一书，未尝不废然思返也。是时应亲友之招，日不暇给。间有西医谢不敏，不佞治之竟愈者。而治病之方，则出自《伤寒》。而仲圣《伤寒》

127

自序，则谓撰用《素问》。其始因《素问》难读而畏之，因《素问》满纸五行、甲子而愈畏之。然因仲圣之序而读《难经》，因而罗列《千金方》《巢氏病源》《甲乙经》诸书，复从诸书以证仲圣之书。稍有所得，则益信《素问》。间尝思之，医书浩翰，必通《素问》，然后得其纲领。《素问》难读，必通甲子、五行，然后破竹而下。偶阅张介宾《图翼》，而悟《易经》所谓四象八卦，从四象八卦而悟《内经》所谓气运，因而得甲子之说，得五行之说，于是知《易经》无所谓神秘，《内经》无所谓神秘。王冰、张隐庵注疏可商处甚多，其所以然，总以《内经》有神秘，故不能涣然冰释。而明清诸家，因一王叔和纷争聚讼，真众喧耳。不佞已确知《内经》之可贵，若云治病，功过相掩，则尚有志未逮。世有继我而起者，庶是编比之五夜鸡声，去大明出地为不远矣！以故不敢自秘，九原不作，其书常存。见仁见智，在人自择。我不能见其全，此《见智录》所以名也。

壬戌七月既望　武进恽铁樵自识

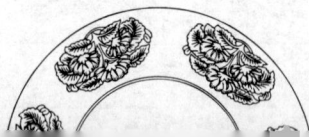

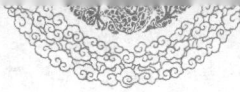

群经见智录卷一

武进徐衡之

受业　金山何公度　参校

江阴章巨膺

《内经》发源第一

春秋时当有别本 《内经》

《内经》托始于黄帝，尽人知其不确，然其发源则甚远。今本《内经》为王冰修改之书，王冰之前，必更经多次集合与删节。今本去原本甚远，不能以文字推测也。今就《左传》秦和之言一探讨之，颇有可推想《内经》发源之远者。

秦和诊晋侯之言曰："天有六气，降生五味，发为五色，徵为五声，淫生六疾。六气，曰阴阳风雨晦明也。分为四时，序为五节，过则为灾。阴淫寒疾，阳淫热疾，风淫末疾，雨淫腹疾，晦淫惑疾，明淫心疾。女，阳物而晦时，淫则生内热蛊惑①之疾。"赵孟

---

① 蛊惑：《左传》作"惑蛊"。

曰："何为蛊?"曰："淫溺惑乱之所生也。于文，皿虫为蛊，谷之蜚亦为蛊。在《周易》，女惑男，风落山，调之蛊。皆同物也。"

《内经》以气属天，以味属地，以五色五声配五脏，与天有六气数语尽合。惟《素问》之六气，为风寒暑湿燥火，此云阴阳风雨晦明。《内经》云："风胜则动，热胜则肿，燥胜则干，寒胜则浮，湿胜则濡泻"，与此处"阴淫寒疾、阳淫热疾"六句亦不同。晋侯淫溺惑乱而病蛊，意当与《玉机真脏论》"少腹冤热而痛，出白"之病同。秦和引文字为说，引谷蜚为说，引《周易》为说，独不及《内经》，何也?《汉书·艺文志》有《黄帝内经》《黄帝外经》，又有《扁鹊内外经》《白氏内外经》，其书皆无可考证。意扁鹊之著《内经》者，当是轩岐时人。战国时卢医治扁鹊之书，因号扁鹊，亦未可知。果尔春秋时当有数种《内经》，且其书必为医师所秘藏，故不见于他种载籍。秦和所以独不及《内经》，又或者秦和传学，文学亦长。因风寒暑湿燥火为医家术语，语之不知医者，不易索解，不如阴阳风雨晦明为普通语言，不烦疏证，因而变其文以说，二者均未可知。仅据秦和之说，已可想见医学在春秋以前，至少有千数百年历史。且可知春秋以前，早已有《内经》之书，藉非医者秘不示人，《内经》之书名，断无不见于他种古籍之理。《汉书·艺文志》所以有《内经》之名，则因汉朝求遗书也。

《内经》成书第二

内外经

《内经》之名，始见于《汉书·艺文志》。汉文帝时，淳于意奏对，犹言《黄帝扁鹊脉书》，不名《内经》。观意奏对各医案，是所谓《黄帝扁鹊脉书》者，当即今本《内经》（说详下章）。第观仓公医案，以脉色为主，则公乘阳庆①所有者，当仅为今《内经》之一部分，故不言《内经》而言《脉书》。内者，对于外之辞。有《内经》，自必有《外经》。《外经》今不传，以《庄子·内外篇》例之，犹可得其想象。《庄子》成序云："内以待外立名。内则谈于理本，外则语其事迹。事虽彰著，非理不通；理既幽微，非事莫显。"又《内经》有"上经下经"、"揆度奇恒"之语。《病能篇》曰："上经者，言气之通天；下经者，言病之变化"亦是一例。准此，《内经》当为论患病原理之书，《外经》当为论治病方法之书。

---

① 公乘阳庆：复姓公乘（战国末期—西汉初期），名阳庆，齐·临淄（今山东临淄）元里人。博通医学，尤擅于禁方、秘方之研究。

汉以前无 《内经》

然无论内外经，当非汉以前所有。其缘因无他，简策本不便学问以记诵。战国时学者竞言著述，医师则秘其真者，宣布其伪者，或传授子弟，秘其一部分，宣布一部分。医学在当时，遂不能露头角于学界，而和、缓、越人，仅仅以名医见称。推究所以致此之由，厥有二端。其一为自私自利而秘。孙真人谓"江南诸师秘《仲景要方》不传"，以后例前，当相去不远。其二为珍惜学术而秘。故《内经》常言"非其人勿教，非其真勿传"，以故公乘阳庆谓仓公"尽去而所学，非是也"。《内经》言脉者，仅《脉要精微》、《平人气象》等数篇。仓公所得，似不止此数。《仓公传》中所用方名，亦为今《内经》所无。殆无不因于"秘"之一字。《内经》之名不见于汉以前之书，是不得谓汉以前有《内经》也。

《内经》 有三种文字

《汉书·艺文志》云："汉兴，改秦之败，大收篇籍，广开献书之路。孝武时，建藏书之策，置写书之官。"又河间献王、淮南王，亦竞求遗书，意《内经》必于此时出世，以献书可以得上赏也。夫既人守其师说，秘不示人，必多讹误。此时之《内经》，必不易读，故仲景《伤寒》序云："观今之医，不念思求经旨"，则因难读，读者少也。献书为求赏，自多多益善，故一时内、外经并出，且至三家之多。且既人守师说，必彼此互异。或此有彼无，又必曾就所得数十种校勘一过，则必曾经侍医李柱国之手，有所增损删润。然则今日《内经》中，有春秋以前文字，有战国时人文字，有西汉人文字也。故其古者甚古，如《太始天元册》文"太虚寥廓，肇基化元"等十四句，绝似太公《阴符经》、老子《道德经》。《内经》中凡类此之文字，皆饶有古意，所当深思潜玩者。劣者甚劣，如岐伯对黄帝云（此所谓圣人易语，良马易驭）。此岂古代臣下对君主所宜有？较之《尚书》中都俞吁沸①，宁不有雅郑之辨？凡若此者，恐皆识字不多之医生所为，而为李柱国、王冰修改时淘汰未尽者。其平易通顺，类《礼记》中《防记》《乐记》诸篇者，疑皆西汉人手笔也。宋儒谓《素问》为战国时人所为，盖未深考，想当然耳。

---

① 都俞吁沸："沸"，应为"咈"。《尚书·尧典》："帝曰：'吁！咈哉！'"又《尚书·益稷》："禹曰：'都！帝，慎乃在位。'帝曰：'俞！'"吁，不同意；咈，反对；都，赞美；俞，同意。"都、俞、吁、咈"，经常出现在《尚书》中，原本用以表示尧、舜、禹等讨论政事时发言的语气，后用来赞美君臣间论政之和洽。

《内经》读法第三

当以怀疑的眼光读 《内经》

居今日而欲知《内经》，当先研究《内经》读法。读法奈何？曰："就《内经》读《内经》，不易通也。"《内经》之成书，既如上章所述，则不但文字复杂，理论亦必不能首尾贯通。观今《内经》篇次，气运七篇之外，余篇全不衔接，可知非原书体例。而六气、五脏、五声、五色、五味，全书一律，无阴阳风雨晦明等字样错杂其间，必曾经修改故也。《汉书》以前，不见《内经》之名，而《汉书》之《内经》，多至六种。考《汉书》撰成之日至仲景之世，才及百年，而所谓《黄帝外经》《扁鹊》《白氏内外经》五种之名，均不见于著述。嗣后亦遂无可考者，忽然而有，忽然而无，殊不可解。如谓经董卓之乱，乘舆播迁，书遂散轶，则后世必有得之者。今考仲景以下，王叔和、皇甫谧、孙思邈均不言，是仲景之前已无此书。岂西汉时献书者，惟利是图，多立名目，其实所谓《扁鹊》《白氏》者，仍不过《黄帝内经》，后遂废去两种，仅存《黄帝内经》欤？又所谓《扁鹊内经》者，岂即今之《难经》欤？《难经》之名，仅见

134

于《新唐书·艺文志》，他无可考。即以文论，亦决非仲景以前文字。然则仲景以前，别有《难经》欤？仲景所根据之《难经》，若即《扁鹊内经》，又以何时改名乎？各种古书，当以医籍为最不可究诘。其所以然之故，业医者私心多而通人少也。总之，无论是否如此，吾侪今日读《内经》，当以怀疑的眼光读之。不当盲无别择，一味信仰，遇不可解之处，曲为之说。甚且原文不误，注释反误，如张志聪之注《内经》，则流弊无穷矣。

错简举例

《内经》之章节，错简甚多。例如，《灵兰秘典论》① 云："未至而至，此为太过，则薄所不胜，而乘所胜也，命曰气淫，不分邪僻内生工不能禁。"王冰注云："此上十字，文义不伦，古人错简。次后五治下，乃其义也。今朱书之。"此是王注朱书之有迹可寻者，全书类此者尚多。

错简误注举例

其次，书本错简，王注曲为之说者，亦复不少。例如，《刺热论篇》第一节："肝热病者，小便先黄，

---

① 《灵兰秘典论》：其所引文字实为《素问·六节藏象论》内容。

腹痛，多卧，身热"，第三节云："脾热病者，先头重颊痛，烦心颜青，欲呕身热"，此两节明明当互易。凡病黄者，小便无不黄。《内经》以五行五色分隶五脏。黄，脾之色也；青，肝之色也。如云脾病而色青，为木乘土；肝病而溲黄，为肝虚脾无所制，因薄所不胜而见黄色，然则第二节"心热病者，……面赤无汗"，何以不云面白或面黑？一章之中，不能自乱其例，此又可以反证吾说者也。惟《甲乙经》于此两节，不认为错简，而去颜青二字。王冰因《甲乙经》在前，遂亦不复更正。注第一节云："肝之脉，循阴器，抵少腹而上，故小便先黄，腹痛多卧也。"按，多卧为脾病，脾为湿困则嗜卧。肝虚者多惊，肝郁者善怒，恒苦不能成寐。王注如此解释，则于"多卧"两字，囫囵吞枣矣。其注第三节云："胃之脉，起于鼻，交额中，还出挟口，环唇，下交承浆，却循颐后下廉出大迎，循颊车上耳前，过客主人，循发际至额颅，故先头重、颊痛、颜青也。"按，此处不当引胃脉，而当引足厥阴之脉。足厥阴脉环阴器，抵少腹，挟胃属肝络胆，上贯膈，布胁肋，循喉咙之后上入颃颡，连目系，上出额，与督脉会于巅。文中"颊痛"字，当是少阳之兼见者。且如王注，"颜青"两字，亦只滑过，是不可为训也。

经文不误， 注家误释举例

其次，各家误解经文，致文理不顺，病理亦舛。遇此等处，觉理论不圆满，即当多方思考，务使底面平服，洽心贵当而后已。例如，《生气通天论》云："风客淫气，精乃亡，邪伤肝也。因而饱食，筋脉横解，肠澼脉痔；因而大饮，则气逆；因而强力，肾气乃伤，高骨乃坏。"王冰注云："风气通于肝。风薄则热起水干，肾气不营，精乃亡。亡，无也。"《新校正》引全元起注云："淫气者，阴阳之乱气。"张隐庵释"精乃亡"为"出精"。今按各家于三个"因而"，全无理会。不佞疑此节文字为西汉人手笔，故文从字顺，转折分明，本绝无难解之处，不知何因，各家尽误。今试申鄙意，释之如下："风客淫气"，谓风客于人身而浸淫于气分。"精乃亡"者，精气于是日以消亡。乃，始也。"邪伤肝也"句，是自下注脚，即何以精气日以消亡？因为邪伤肝也。精气既日以消亡，应当如何珍摄？却又因而饱食，因而大饮，因而强力，则当见痔与气逆与骨坏之病。"因而饱食"三句，是说不知摄生。三个"因而"，跟着上文"乃"字米。"因而"字意义，等于《孟子》"牛羊又从而牧之"句之"又从而"三字。须知"风客淫气"，"风"为主词，"客"为动词，"气"为受词，"淫"为副词。"精乃亡"句，"乃"字亦副词。"淫"言风之若何客；"乃"谓精之逐渐亡。不得将"淫气"字释为一个名词，亦不得将"乃"字取消，释为"无精"或"出精"。全书类此者虽不多，然即不佞所发见者，已不止一二处也。

讹字举例

其次，为字之错误。例如："肺移寒于肾，为涌水。涌水者，按其腹不坚，水气客于大肠，疾行肠鸣濯濯如囊里浆，水之病也。"《甲乙经》"水之病也"四字作"治主肺者"，似此之类，多不胜举。不能认为《甲乙经》与《素问》之不同为偶然，为无关系。当推究其何由而异？二书之说孰长，当何去何从？凡此皆极难，须于读书时用札记。积年累月，虽仅得数条，亦不为少。不佞尚病未能，第能贡其法于吾同业。倘仿而行之，数年之后，必有异也。

宜博考唐以前名家之说

其次，当博考唐以前医家之学说，以推求《内经》之旨趣。为此者，有两种意义。

其一，可以分析《内经》之真伪。吾侪居数千年之下，读数千年以上之书，已为极难。而《内经》之成书，既如吾以上所言，即文字论已有三种。其中背于经旨而无迹象可求者，当不在少数。讹误处既无迹象可求，以意会之，相去弥远。必当有证据，有比例，既得证与例，然后有系统、有范围。既定系统与范围，然后不合此系统，不在此范围之内者，乃知其非真矣。吾闻欧洲文艺复兴时代，学者研究柏拉图之学说，以其弟子亚里士多德之书为标准。凡亚里士多德书中所称引者，定为真相拉图之书；所未称引者，定为非柏拉图之书。吾侪若采此法以读《内经》，用唐以前诸名家之书以证《内经》，彼等去古未远，总较后人所见为真。彼等所言，有显然与《内经》之某节相背者，则此一节《内经》即在可疑之列。若此，虽不必尽中肯綮，已相去不远。更进一层，将诸名家学说交互印证，则当能得其统系，得其范围。前此诸注家，往往据《内经》以驳正诸名家之说，其事适相反。夫据《内经》以驳后贤，乍视之，若甚正当；细按之，乃不合理论。此为学问之出发点，此点既误，人各见其一偏，于是纠纷并起，甚至门户水火，甚嚣尘上。时至今日，《内经》之残缺不完，依然如故，掷光阴于虚牝，无谓已甚，则此误点所关系，殊非细故也。

其二，可以实地应用，用《内经》学理以诊病。须知书与病恒不相谋，往往有读书虽多，临病榻则茫然无措者。以故人之病，病病多；医之病，病方少。盖书有定而病无定。以有定之书，应无定之病，其道必穷。譬之伤寒麻、桂两方，《伤寒论》之定例。风伤卫，有汗恶风；寒伤荣，无汗恶寒。有汗用桂枝，无汗用麻黄，释之者曰："恶风者，见风则恶；恶寒者，虽无风亦自恶寒也。"然则今有病人处深房密室重闱之中，而发热、有汗、恶寒，则医当穷于应付。谓是寒伤荣，则不当有汗；谓是风伤卫，则不当无风而亦恶寒。因之用麻黄或桂枝，不能有真知灼见。称有不当，祸不旋踵，则归咎《伤寒论》。故时医有恒言曰："十年读书，天下无可治之病。"凡若此者，皆为不善读书之人。医不读书，若何为医？岂真行医者，不必多识字乎？仲景序《伤寒》云："观今之医，不念思求经旨，以演其所知，各承家技，始终顺旧。"此数语，朴实忠厚，耐人寻味。推究所以不善读书，皆因中国学术不能循序渐进，必待一旦豁然贯通之故。不佞常谓："中国人治学，为太极式的；西国人治学，为宝塔式的。"西人治学由浅入深，愈深则人数愈少。至于峰极，全国或仅得一人，而其学则有阶级可循。持之以恒，尽人可以造就，大有发奋为雄，安在无土不王之雅。中人治学，如宋人所谓无极，混混沌沌，不知经几何年月，忽然判分两仪，从此两仪而四象，而八卦，千头万绪，包举万有。故鄙谚有曰："一法通，万法通。"其所成就，视其所积。积厚者厚，薄者薄。既成之后，锲而不舍，则亦可以渐扩充其范围，惟不必尽人皆可造就。故诗有别肠，文曰慧业。若改此太极式，用宝塔式，辄扞格不入，此亦事理之最奇特者。是故苟非性之所近而治医，总不免事倍功半。十年读书，无可治之病，亦深知甘苦之言也。

虽然，读有方之书，施之实用，在性与医近，而能读书者，原不甚难。读无方之书如《内经》者，而欲施诸实用，恐非有十倍常人智慧之人，而又苦学，不能为工。仓公之脉色，仲景之汤药，皆运用无方之书而施诸实用者，诚不得不推为医中圣人也。

宜集中精力，勿讲外观

所谓施诸实用者，非于方案中引一二句《内经》以壮门面之谓。吾观古今医案，案中引证《内经》各条，皆不免意在装潢门面。王冰注《内经》，可商处尚多。若隐庵之注，实功不掩过，而陈修园推崇备至，此可见历来医家之不求甚解。然则彼引证《内经》者，非装潢门面而何？仲景《伤寒》撰用《素问》，乃全书不见引证《内经》，仅《序例》中《阴阳应象论》数语，其余无迹象可寻。此真能读《内经》者。吾愿今后医家，以能真实运用《内经》为目的，不必讲外观。精神有所专注，然后收效乃宏。专讲门面，荒其真实功力矣。

《内经》之总提纲第四

神转不回，回则不转

吾欲就《内经》全书觅一总提纲，以为吾书发端之语。意者其惟神转不回乎？《玉版论要篇》曰："揆度奇恒，道在于一。神转不回，回则不转，乃失其机。"此数语之各家注释，自一孔之见言之，殊未能满意。而此数语为《内经》全书关键，倘此处不能了了，即全书不能了了。在此吃紧关头，不容小有含糊。兹为讨论如下。

张注之商榷

张隐庵释此曰："此篇论脉因度数出入。五脏之气，相生而传，一以贯通，外内环转，如逆回，则为病矣。与《脉要精微》《平人气象》诸论之脉病不同，故曰奇病也。一者，神也。神者，五脏血脉之神气。盖脾为中央土，以灌溉四旁。五脏受气，转而不回者也。如逆传其所胜，是回则不转，失其相生旋转之机。故曰，五脏相通，移皆有次。"

本文曰："道在于一。"张释"一以贯通"，不知何指？"奇恒"释为"奇病"，然经文并无奇病。相克而传之病为奇病，则病之不奇者又当何如？一既为神，又若何一贯？是否五脏血脉一贯？若云五脏血脉之神一贯，血脉之神与血脉介说若何？曰与《脉要精微》诸篇之脉不同，是否诸篇之脉，或回或转，均无关系？是否诸篇之脉，与五脏不一以贯通？然则奇病是否即一以贯通之产物？又脉因度数，"因"字何解？是否"因"为介辞？是否"脉因"是一名词？如是名词，"脉因"究是何物？如是介辞，脉若何因度数而出入五脏？隐庵为清初人，其文字支离如此，且当时负盛名，而解释《内经》费解如此。宜乎《内经》一书，至今日而在若有若无之间也。

王注之商榷

王冰注曰："血气者，神气也。《八正神明论》曰，'血气者，人之神，不可不谨养也'。夫血气顺四时，递迁囚王，循环五气，无相夺伦，是则神转不回也。回，谓却行也。然血气随王，不合却行，却行则反常，反常则回而不转也。回而不转，乃失生气之机矣。夫木衰则火旺，火衰则土旺，土衰则金旺，金衰则水旺，水衰则木旺，终而复始，循环不已，此之谓转不回也。若木衰水旺，水衰金旺，金衰土旺，土衰火旺，火衰木旺，此之谓回而不转也。然反天常轨，生之何有耶？"

血气者，人之神。盖谓血气旺则神旺，血气衰则神衰，是血气之标著者为神，在理可通。云递迁囚王者，盖谓血气之在五脏者，有顺序变化之常轨。循环五气者，依五行相生之气而行，环转不已。无相夺伦者，谓次序不得凌乱，如是谓之神转不回，逆则为回而不转。譬之四序，成功者退。母气既传于子，则母气当衰，子气当旺，故木衰火王，火衰土王，为转不回。母气不传于子，则为回不转。此其解释，甚为圆满。其释"行所不胜曰逆"，曰"木见金脉，金见火脉，火见水脉，水见土脉，土见木脉"，例如脾病而见肝脉，则为回而不转之脉象，即其病为逆。释"行所胜曰从"，曰"木见水火土脉，火见金土木脉，土见金水火脉，金见土木水脉，水见金火木脉，如是者皆可胜之脉"。凡此令人于临诊时，但除去克贼之脉，即晓然于从逆之理，其道易从。隐庵谓相生而传为顺，相克而传为逆，毕竟囫囵颟顸①。试问，从隐庵之说，临证时若何辨其为相生而传、相克而传？隐庵注不明了者，几于满纸皆是，较之王冰、张介宾相去甚远。凡议论不能证之事实者，皆纸上谈兵也，况又不能自圆其说乎。

王注是矣。然揆度奇恒，道在于一。一者何也？如云一为神，神为血气之所标著之神气，此神气若何转而不回？如云转而不回者，即是血气，是血气递迁、

---

① 颟顸（mān hān）：糊涂而马虎。

血气循环，则经文何以不说血气转不回而曰神转不回？且血气明明是二物，何以言道在于一？又血气递迁囚王，循环五气，意谓人身五脏之气血，随五行相生之常轨，以次传行，循环不息。如此解释，已毫无疑义。然试问五脏之气，与五行有何相干？五行又是何物？何故相生，又何故相克？假使王冰复活，则其答话当为："《内经》者，综贯三才。风寒暑湿燥火，天之气；五行，地之气；三阴三阳，人之气。人生一小天地。生之本，本于阴阳。天为阳，地为阴；日为阳，月为阴。大小三百六十日成一岁，人亦应之。"凡此皆《内经》中所集见，尽人能言者也。五脏与五行之关系，五行生克之理由，仅仅得此答语，不能谓圆满也。不佞所知者则异于是，今试将"奇""恒""揆""度""回""转""道""一"之理，解释如下。

释　义

　　岐伯曰："奇恒者，言奇病也"，此即隐庵释为"奇病"之根据。岂知经文意义不如此也。"奇"对于"恒"言，"恒"，常也；"奇"，"非常"也。不病，人之常也；病，人之非常也。即奇，病也；恒，不病也。揆度奇恒，审察其人病不病也。岐伯曰："奇恒者，言奇病也"，盖谓奇恒之法，乃揆度不循常轨而病之法，固不言循常轨而不病者。深一层言之，其人虽有病，苟循常轨，病无害也；其人虽无病，苟不循常轨，大病且来，预测之而不爽也。何以知其循常轨或不循常轨？曰：此所谓奇恒也，当有事于揆度。故曰：奇恒事也，揆度事也。揆度奇恒，其道奈何？曰：道在于一。一者何？天也。故曰：善言人者，必有验于天。天之意义若何？曰：远矣，大矣。虽然亦即《内经》全书之所言也。不佞求之于《易》，然后知之。《内经》者，言病者也。病为奇，不病为恒，奇从恒比较而出。故《平人气象论》曰："常以不病调病人，医不病，故为病人平息以调之为法。"准此以谈，是《内经》全书皆言奇病也。故隐庵释"奇病"为"奇异之病"，相去何止万里！王冰释"奇"为"反常"，固自不误。然循绎其所注释，实不足以尽经文之意义也。"转"为恒，"回"为奇，故奇恒回转，可为《内经》之总提纲。奇恒之道在于一，则一又为总纲之总纲。不明了此一字，千言万语，均无当也。欲明白此一字，非求之《易经》不可。

《易经》 第五

《易经》 无神秘

自来言《易》者，辄有一种心理，以为此书参天地，通神明，阐幽显微，彰往察来，有不可思议、不可知能之神秘。《四库提要》注《易》者九十余家，其书汗牛充栋。不佞谫陋，未尝学问，然可以间接测知。此九十余家，皆有上述之心理，不然不至《易》理至今不明，仅仅用之卜筮。自来医家皆言医通于《易》，而无明白晓亮之理论，亦上述之心理囿之。自一孔之见言之，《易经》简直无神秘。其有稍深之处，亦非不可以言语说明。而此书于《内经》，则有密切之关系。今以数百字简短言之，或者不至取厌读者。

《易》之基础在四时

《内经》常言"少""壮""老""病""已""生""长""化""收""藏"，此十字即《易》之精义。含生之伦，无论动植，莫不有少、壮、老、病、已、生、长、化、收、藏。而尤妙者，在生则必长，少则必壮，壮则必老，老则必已。已者自已，生者自生，万汇纷纭，绝无一刻停息。毕竟孰为之？孰令致此？则时序为之也。夏暖秋必凉，冬寒春必温。假使无温凉寒暑之变化，则无生老病死之变化。自今日言之，南北极终年冰雪，动植不生，殆近于无变化者。古人虽不知有南北极，然早已洞明此理。故《内经》全书言四时，其著者如"彼春之暖，为夏之暑；秋之

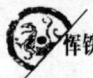

愤，为冬之怒"，如敷和、升明、备化、审平、静顺①各纪之类。《易经》则曰："法象莫大乎天地，变通莫大乎四时。"知万事万物无不变易，故书名曰《易》。知万事万物之变化由于四时寒暑，四时寒暑之变化由于日月运行。欲万物不变，非四时不行不可。欲四时不行，非日月不运不可。故曰"易不可见，则乾坤或几乎息矣"，"乾坤毁，则易不可见矣"。四时为基础，《内经》与《易经》同建筑于此基础之上者也。

万物愈变愈繁

然尚有一义，为《易经》六十四卦之所由来，即万物愈变愈繁是也。盖仅言变化，变有常经，愈变愈繁，则变化莫测。《易》从一画而三，三而六，而六十四，所以象万物由简趋繁也。由简趋繁，有原动力，两性是也。含生之伦有雌雄，时序有昼夜寒暑，人事有善恶动静，皆相反而相成。两性不显，变化不见，《易经》谥之阴阳，象之以奇偶。故奇━以象阳，偶╍以象阴。╍从━变化而来。━为太极，╍为两仪，故曰太极生两仪。╍从━生，是阴生于阳也，故《内经》有"同出异名"之语（详见下文七损八益）。阴生于阳，阳能生阴，则两仪当然更生变化，故曰"两

_____

① 敷和、升明、备化、审平、静顺：见《素问·五常政大论》："木曰敷和，火曰升明，土曰备化，金曰审平，水曰静顺"。

仪生四象，四象生八卦"。然易数何以尽于六十四，此则有精深之理。盖所谓法象莫大乎天地也。

物竞天择

四时为一周天，得三百六十五昼夜而强。过此以往，为另一周天。其数有尽者也。质言之，地球之大，可以测量计算，其数有尽。万物之由简趋繁，繁而更繁，生生不已，其数无尽。无尽之物，即生于有尽之四时，亦犹之━━生于━，亦即无尽数之物生于有尽数之地。以无尽者托生于有尽者，则无尽者有时而穷，穷则变，变则通，故有损益剥复，即物竞天择、适者生存之理也。

然此足以说明天地之数有尽，不足以说明《易经》之尽于六十四。太极生两仪，何不以两为尽数？两仪生四象，何不以四为尽数？四象生八卦，何不以八为尽数？曰：是必尽于六十四也。

余之太极第六

始于八，终于六十四

《易经》之图象，━以象阳，━━以象阴。《说卦传》云："立天之道，曰阴与阳，立地之道，曰柔与刚，立人之道，曰仁与义。"此言圣人本天地人以画卦，故卦有三画。天地人之道，皆秉两性，兼三才而两之，故《易》六画而成卦。六画之变，尽于六十四，故《易》止六十四卦。今不必言三才，不必变六画，第就太极、两仪、四象、八卦绘为圆图，其数亦适尽于六十四，此则大可寻味者也。

周邵之《太极图》

宋·周茂叔著《太极图》，明天理之根源，究万物之终始，以阴阳动静为说。不佞仅根据《宋史》，周之《太极图》何状，实未之见。其即世俗所传者乎？邵尧夫亦有《太极图》，景岳采入《类经》，其拙劣乃不可名状。

周邵所创者是否即此两图，余固未深考，然亦不必深考。以余所欲知者，非《太极图》之历史也。《宋元学案》黄晦木《太极图辨》一节，录之如下。"考河上公本，图名《无极图》。魏伯阳得之以著《参同契》，钟离权得之以授吕洞宾，后与陈关南隐于华山，陈刻之华山石壁。陈又得《先天图》于麻衣道者，皆以授种放，种放以授穆修，修以《先天图》授李挹之，挹之以授天曳，以授子尧夫。修以《无极图》授周子，周子又得《先天图》于寿涯。"是邵康节之图为《先天图》，周茂叔之图本名《无极》也。凡含生之伦，皆有两性，两性凝合，而后生化，此为第一步。阳之中有阴，阴之中有阳也，则两半之中，各复含有阴阳。阴中之阳，不能独阳也，为之配者为阴；阳中之阴，不能独阴也，为之配者为阳；则分而为四，此为第二步，即四象也。四象既判，阴阳既分，则阴之中复有阳焉，阳之中复有阴焉，此为第三步。第三步之阴阳判为两，则其数为八，是为八卦。八卦之中复各含有小点，此小点为何物？吾意以此为太极。何以故？因此一点不复可分。故老子曰："有物混成，先天地生。"天地者，为既判之阴阳；混成者，为未判阴阳者也。证之近顷胎生学，凡动物结胎最初期，其形状人胎与兽胎无别，遑论其为男女牝牡。是未判阴阳之先，已有此混成之一物，则老子所言，竟非空想，乃视之可见、触之有质者。植物之种，羽虫之卵，皆是此物。推之人事，则现在几何学上之起点，亦是此物。

太极当以渐扩大

或谓：如汝所言，则何必止于八？继此而第四步、第五步，安见最小一点不可分？应之曰：此非易理也。易理以有尽之数与无尽之生，对勘而生变化。所以卦止于八者，为八之自乘，为六十四。六十四，数之终也。试申言之。万物之变迁，当时间为之。时间者，虽有万钧之力，不能止其一秒，则此图当活看。譬如几何学上之一点，必引而长之，然后成线；不引而长之，则终为一点而已。今图中未判阴阳之点，不终为一点也。彼必受时间之鞭策，循由简趋繁之公例，渐扩渐大而判阴阳，而生两仪、四象、八卦。上图共含有八点，八点皆扩大，皆含有八卦，是六十四卦也。然则合一圆象中所含之八份而言，则为八卦。若就八分所含之一点分别言之，则一点为一太极。从太极起至八卦止，生生不已，得六十四为一段落。其后之太极，再生两仪、四象、八卦者，当为另一段落。故易数尽六十四也。

六十四之意义

或问：一生于一，是由一而二。二所以象天地，天地之中有人，因于二之中加一以成三。奇偶变化，三之变尽于八，因有八卦。是一与二与三与八，皆为有意义的。六十四之数何来？如谓八与八自乘而得，则何故自乘？且又何故不六十四自乘而为四千零九十六？鄙意以此问题不烦解释。《系辞》谓生生之谓"易"，何以能生？由于能变。何以能变？由于阴阳。故奇偶以象阴阳，八卦以象变化。八数自乘以象生生。至六十四截然而出，以示数之有尽、变之有穷。《易》卦终以未济，正如画龙点睛，揭出此层意义。此所以八必自乘，而六十四不再自乘也。

新陈代谢

更有一义，一圆象之中，含有八卦，即八个太极，生生不已，至太极各复有八卦为止。其数起于八，尽于六十四。新者既生，旧者当谢。至六十四，而旧有之圆象不可见矣，则可以悟《系辞》所谓"精气为物，游魂为变"之理。先时有其物，今不可见，是游魂也；现在无其物，将来必有，是精气也。精气，远在太极未生以前；游魂，远在数尽已谢之后。准此以谈，是《南北史》中创《神灭论》之范缜，为能知鬼神之情状，而近顷欧洲之鬼学，为无当也。又惟其因有尽而生无穷，则争竞以起，故《系辞》曰："作《易》者，其有忧患乎？"而西方物竞天择之学说，亦殊途同归矣。

《内经》与《易经》第七

《易经》与《内经》吻合之处

吾言《易经》，欲以明《内经》也。《易》理不明，《内经》总不了了。《易》理既明，则《内经》所有，《易经》所无者，可以知其所以然之故。既知其所以然之故，则《内经》所谓"揆度奇恒，道在于

一"者，乃明白如话，不复有疑似者在矣。例如，
《易》理剥之极，则一阳来复，即《内经》所谓"寒
极生热，热极生寒，阳胜阴复，阴胜阳复"者也。
《易》之坎为水，中一画为阳；离为火，中一画为阴，
即《内经》标本中气之理。《内经》标本中气，凡阳
经必以阴经为中见，阴经必以阳经为中见。例如，少
阴之中见为太阳，厥阴之中见为少阳，所谓"阳中有
阴，阴中有阳"者也。《易》乾之初九，潜龙勿用，
为阳气潜藏，上九亢龙有悔，则其道穷，即《内经》
"亢则害，承乃制，制则生化"之理也。此《内经》
与《易经》吻合之处，非附会之谈，明眼人自能辨
之。然两书有一节相同或一部分相同，亦事所恒有。
若《内经》与《易经》，则其源同也。欲知两书之同
源，不当于两书同处求之，当于两书不同处求之。

《内经》言质

王冰不知"素问"之义。《新校正》引《乾凿
度》之言曰："有太易，有太始，有太素。素者，质
之始也。"此说精当不易。然《内经》言质之解说若
何？不先明《易》理，殆不能有精确之答语。须知精
气远在太极之前，游魂远在太极之后，皆《内经》所
不言。精气、游魂不可见，《内经》则言其可见者。
故《易·系辞》曰"能知鬼神之情状"，而《内经》
则不问鬼神之情状，此为《内经》言质之明白解说。

质为素,《内经》为黄帝君臣问答之辞,则素问之名,可以无疑义矣。

六十四为人生寿命之数

《易经》始于八,终于六十四。吾虽详释于前,然尚有待于《内经》,而其义益显者。盖两书交互为证,则两书之不明者皆明。《内经·上古天真论》:一八肾气实,二八肾气盛,八八天癸尽。《内经》何以以八为言?盖即《易》之始于八,终于六十四。《易经》何以以六十四为止?盖即《内经》之《天真论》,六十四,人之寿数也。天癸尽,人道毕,过此不死者为例外。两书皆演天人之理,所谓善言天者,必有验于人也。

《内经》 有五行甲子之所以然

《内经》言五行甲子,《易经》不言五行甲子。盖《易经》在说明阴阳、消长、吉凶、治乱之道,虽云"变通莫大乎四时",明其变化可矣,无取乎计日。《内经》本四时以言病,则年月日皆所当详。故《易经》仅言天动地静,不言天地作何状。盖其所必要者,只在动静两字。《内经》则确凿言天地之状况,以所必要者,在司天在泉之气化。不明天地之状况,气化之说不能言之成理也。

大气举之之真诠

兹录《内经·五运行大论》一节而讨论之。

帝曰：论言天地者，万物之上下；左右者，阴阳之道路，未知其所谓也。岐伯曰：所谓上下者，岁上下见阴阳之所在也。……帝曰：何谓下？岐伯曰：厥阴在上，则少阳在下。左阳明，右太阴。少阴在上，则阳明在下。左太阳，右少阴。……帝曰：气相得而病者何也？岐伯曰：以下临上，不当位也。帝曰：动静何如？岐伯曰：上者右行，下者左行，左右周天，余而复会也。……帝曰：地之为下否乎？岐伯曰：地为人之下，太虚之中者也。帝曰：冯乎？岐伯曰：大气举之也。

尽人皆知《内经》言地圆，为我国古书中一大特色。然不能知《内经》何以言地圆？又惜其既知地圆，不知地动，为未达一间，致使力学不明，亚东物质文明遂迟至今日西人之后。然由今思之，《内经》所以言地在太虚之中，四无凭依者，正因司天在泉之气化。盖古人创此学说，即因体会得大地无凭之故，然实未能知其所以然之理，仅知有不齐之气候绕地而行。故岐伯曰："天地动静，五行迁复，虽鬼臾区其上候而已，犹不能偏明。"司天在泉之说，仅知大地空凌无凭即已足用，故亦不复深求，所以《内经》仅有此"大气举之"一语，此外更无一字论及地在太虚中，作若何状况也。然则学术之发明，皆有一定程序，虽有圣智，不能无因而得。所谓因，即时机成熟之谓。吾侪若因《内经》知地圆沾沾自喜，以为亚洲人智慧不居人后，则未免感情用事，而失古代学术之真相矣。吾为此语，非贬《内经》，求其真耳。

气运学说有研究之价值

《内经》虽不知地动，然地之动与人俱。人为土著（二字借用），则地静之说在知觉上诚有讹误，在测验气候事实上实无差别。《内经》治病能有功效者，亦正以此。故不佞认为，此学说有研究之价值也。以上所言，骤视之，若于医学无甚关系，其实为《内经》① 癥结，故不辞辞费如此。

释疑当研究五行甲子

惟《内经》言病，与《易经》泛说阴阳消长者不同，故有"不知年之所临，气之所加，不可为工"之语。五行甲子，即所以明年之所加，气之所临者也。五行甲子，最为现在通人所诟病。吾将因其为人所诟病，遂亦从而附和之乎？抑从而研究之，以祛此疑团也。

———————

① 《内经》：原作"内脏"，据文义改。

五行之研究第八

五行为近人诟病

五行之说，殆起于古之史官。上古史官辄兼巫祝之职，一切学术皆出焉。《汉书·艺文志》所载阴阳家言不啻数十种，后世因之，其流不可胜竭。其书之古者多不传，若沿流以溯之，类皆带术数迷信气味。独《内经》不然，第《内经》亦言之不详，致使后人以《内经》之五行，侪于阴阳家之五行。近世之排击五行者，求五行之理不可得，则以古代印度、欧西有四行之说，以反证五行说之不成立。又以近世化学八十原质，证明五行之当为八十行。凡此种种，不胜证引。一言以蔽之，五行者，迷信、腐败、不通、无价值而已。夫在今世，排击五行，夫岂不易？譬之二十许少年，握拳振臂，向一九十许之就木老朽较腕力。彼老朽者，宁有抵抗之勇气，顾为彼少年计之，亦复胜之不武。且不佞今兹不惮辞费，为五行之研究者，初非有爱于彼老朽而为之袒护，特欲平心静气以判决此老朽之后嗣是否当斩焉否耳。不佞谫陋，不能多所引证，今兹所言者，仅就其一已思想之所得，公诸当世，愿与当世贤达平心一讨论之。

五行为四时之代名词

《内经》言五行配以五脏，其来源本于天之四时。脏有五而时仅四，故以六月为长夏，以配脾。何以言之？五行木生火，非谓榆柳枣杏可以钻燧取火也。如谓木生火是钻燧取火之意，则石亦能生火，是不仅木生火矣。金生水，亦非谓金能生水也。金类手触之而润，乃空气凝结。古人虽愚，不至认此为金生之水。火生土，亦非谓灰烬。土生金，亦非谓矿质。水生木，亦非木得水而荣之谓。盖如此解释，均属牵强。《内经》认定人类生老病死，皆受四时寒暑之支配，故以四时为全书之总骨干。四时有风寒暑湿之变化，则立六气之说，以属之于天；四时有生长收藏之变化，则立五行之说，以属之于地。五行六气，皆所以说明四时者也。今姑置六气而言五行。春为发陈，乃万物向荣之候，此时植物之生意最著，则用木字以代表春季。夏日溽暑，骄阳若火，则以火字代表夏季。秋时万木黄落，有肃杀之气，比之兵革，则以金字代表秋季。金，兵也。冬令沍寒，惟水亦寒，冬为夏之对，水为火之对，故以水字代表冬季。夏至一阴生，其时为一岁之中央，其气候多湿，故以土字代表长夏。

五行相生之理

其云木生火者，谓春既尽，夏当来，夏从春生也。

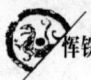

火生土者，谓夏之季月为长夏，长夏从夏生也。土生金者，谓长夏尽为秋，秋从长夏来也。金生水者，秋尽为冬日也。水生木者，冬尽则为春也。春主生，所以能成生之功者，实拜冬日秘藏之赐。夏主长，所以能成长之功者，拜春日发陈之赐。秋主收，所以能成收之功，拜夏日长养之赐。冬主藏，所以能成藏之功，拜秋日成实之赐，故曰相生也。

五行相克之理

春行秋令，勾萌乍达，肃杀之气加之，春之功用败矣。夏行冬令，严寒折盛热，闭不得发，长养之功隳①矣。秋行夏令，收束不得，发泄无余，秀不实矣。冬见长夏郁蒸之气，寒水不冰，当收反泄，盖藏竭矣。长夏为夏至阴生之候，行春令，则阳亢不和矣，故曰克也。其春行冬令，为至而未至，谓春气当至而不至也。春行夏令，为未至而至，谓夏气未当至而先至也。夏秋冬三时同，未至而至为有余，至而不至为不足，虽能病人，犹贤于克贼，不为克也。顾虽不克，其气则有偏胜，胜之甚者，必有反应。偏胜为胜，反应为复，故言胜复。敷和、升明、备化、审平、静顺，为平气；委和、伏明、卑监、从革、涸流，为不足；发生、赫曦、敦阜、坚成、流衍，为有余。有余不足，

---

① 隳（huī）：毁坏；崩毁。

皆能为病。遇所不胜之气则甚，病甚复遇克贼则死。
《天元纪》以下七篇皆言此也。是故五行相克云者，
换言之，即春行秋令，即当生长之时见肃杀之气，以
本气当受克耳。余三时同。五行之在术数巫祝口中，
诚不免荒诞，然古代亦必有说，特吾侪不知耳。其在
《内经》，当如此解释为长也。

五行六气为宾， 四时为主

《内经》言：在天为六气，在地为五行，在人为
五脏六腑，在药为五味，见之于面者五色，证之以耳
者五声，其在食物有五谷、五畜、五臭，在地有五方，
在天有五星，在时有五声六律。凡此种种，自当以天
地人为主，其他各种，皆侔色揣称以为配合，由四时
推论而得者。然若据此以攻击《内经》，如谓水何以
生咸，咸何能生肾，则未为知言，以此非《内经》之
破绽也。声色、五味、谷畜等为宾，六气、五脏、五
行为主。若进而求六气五行之所从来，则四时为主，
六气五行五脏犹是宾也。以故《天元纪》以下七篇，
皆以甲子为言，是即四时为全书总骨干之证据。今试
证之病证。

四时为主第九

气血运行以四时为法则

春风，夏热，长夏湿，秋燥，冬寒，此不难索解也。肝风，心热，脾湿，肺燥，肾寒，此无从索解者也。何则心肝脾肺肾，同是血肉，何得有寒热燥湿之分？而《内经》所以言此者，则以人之五脏配合四时之五气，故五脏之燥湿寒热，直谓之假定的可也。《内经》盖认定人为四时之产物，而又赖四时以生活者。大地苟无四时寒暑之变化，则动植不生。有四时寒暑，然后有生物。是人为四时之产物，乃确实之真理，放诸四海而准者也。天食人以五气，地食人以五味。气与味，皆四时为之。是人资四时以生，乃确实之真理，放诸四海而准者也。惟其如此，则人与四时自然息息相通。人身气血之运行，自然以四时为法则，而莫或违背。此为《内经》之基础，无丝毫含糊假借者。基础既正确，然后本此推论，则委曲悉当。

四时的五脏

是故春生物授之夏，夏长物授之秋，秋成物授之冬，冬藏物以待春之再生。故四时之序，成功者退。

母气既衰，子气代王。《内经》以肝属之春，以心属之夏，脾属之长夏，肺属之秋，肾属之冬。则肝当授气于心，心当授气于脾，脾当授气于肺，肺当授气于肾，肾当授气于肝。故《内经》之五脏，非血肉的五脏，乃四时的五脏。不明此理，则触处荆棘，《内经》无一语可通矣。然此事甚费解，不辞辞费，再述病情以明之。

中西病理之不同

有人于此，初病腹满浮肿，已而四肢皆肿，以手按之，肿处陷下，须臾复起，此为何病？何以故？则得两种答语如下。

其一，病名水肿。原因静脉血归流障碍，小血管内血压增加，或因管壁之渗漏机过盛。凡有以上原因，液体集于皮之蜂窝织内部，故肿。其远因，凡患心脏瓣膜病者，最易罹此证。

其二，病名水肿，肾病也。肾何以能聚水而生病？肾者，胃之关，关门不利，故聚水而从其类也。上下溢于皮肤，故肤肿。肤肿者，聚水而生病也。水之始起也，目窠上微肿，如新卧起之状。阴股间寒，腹乃大，其水已成矣。其原因在湿土太过，阳光不治，而大寒在下，肾气伤也。故《气交变大论》曰："岁水不及，湿乃盛行。长气反用，民病腹满身重，濡泄，寒疡流水，腰股痛发，胸膈股膝不便，烦冤、足痿、

清厥、脚下痛，甚则胕肿，寒疾于下，甚则腹满浮肿。"

上第一答语，为西国医学，第二答语为《内经》。以两说一相比较，则所同者为水肿之病名，至病理则完全不同。西说从血肉之躯研究而得，《内经》则从四时运行推考而得。若据西说以研究《内经》，则有最不可解之两点。其一，血管壁之渗漏机过盛，液质集于皮之蜂窝织内部，究与肾脏有何关系，而《内经》指为肾病？其二，所谓心脏瓣膜病者，谓心房回血管有三尖瓣、僧帽瓣，血行时，此瓣司启闭；启闭不密，则脉搏不匀而心跳，此则《内经》所谓宗气泄，左乳下跳动应衣者也。患瓣膜病者，易患水肿，与手少阴心有关系，与足少阴肾无关，谓之肾病何也？而《内经》之意义，则谓水不及，土太过，无阳则大寒在下，故肿。且《内经》于此病独有方，云治以鸡矢醴，一剂知，二剂已。鸡矢醴，治脾者也。病源病理既与实地考验者不同，何以治脾而效？于是可知《内经》之所谓肾，非即实地考验之肾。其物是，其名是，其用则非。《内经》谓十一、十二月冰复，人气在肾。又云肾者主蛰，其华在发，其充在骨，为阴中之少阴，通于冬气（其他不备举）。凡此皆非解剖所能明了，亦非由解剖而得，乃由四时推考而得者也。

不知五行生克之理即本四时之生长化收藏而来，则求五行之说不可得；不知五脏气化亦由四时之生长

164

化收藏而来，则求五脏之说不可得。五行五脏不明了，则《内经》全书皆不明了。刻苦好学之士，只知其然，不知其所以然。凡不知所以然，勉强说法，必多误解，张隐庵之注释是也。下焉者不耐探讨，妄拾程明道之言谓气运之说，除非尧舜时五风十雨始验。明道非医家，不料此语竟为后人口实。须知将气运之说抹去，则《内经》且无一字。不知彼一面口中尊《内经》，一面谓气运之说不可从者，对于《内经》之见解何如也。至于今日欧风东渐，则多一重障碍。西医谓中国之药庸有可采取者，其说则谬，在西医云然，又何足怪。而为中医者与之哗辩，谓吾国医学流传已四千年云云，是欲以中国医学与西国医学争齿德也。

道在于一

是故《内经》之理论，即《易经》之理论。《内经》是否根据《易经》而作，无可考证。自古医卜并称，或者两书同时发生，亦未可知。《内经》所以言五行甲子者，即根据四时以论病之故。《内经》所根据者既在四时，其所言脏腑，皆以四时为法则。顺四时者不病，逆四时者病。四时气候有不齐之时，不齐能病人。饮食男女亦自有顺四时之道，违之则病。喜怒哀乐亦有乱脏腑循四时之顺序者，乱其序亦病。不幸犯克贼之时序，则病甚，正气不支，至于不胜之时日则死矣。圣人知之，故为无为，乐恬憺，顺时以养生。顺时云者，谓不犯不乱，使吾身脏腑之气，与天地运行之气合而为一也。能一者不病，不能一则病。故曰"揆度奇恒，道在于一"。《脉要精微篇》："补泻勿失，与天地如一，得一之情，以知生死"，是"道在于一"之注脚也。《难经》《脉经》《甲乙经》皆有言天人合一之处，惜言之不详。仔细探讨，总不如《内经》明了，故仅就《内经》言之。

甲子之研究第十

甲子纪数之说

《内经》最重要者，为五行甲子，最费解者，亦五行甲子。今人攻击《内经》，最是五行甲子为其目标。五行既如我以上所言，甲子究何理乎？或谓甲子上古用以纪时日者，一甲子六十日，六甲子得一年，如此而已。谓甲子有生克，最荒诞。周天分三百六十度，《内经》六气为一时，四时为一岁，是每时得九十度。今测量家以水平至天顶为九十度，此九十度为三百六十度四分之一，犹之四时为一年四分之一。今云某干支与某干支相生克，犹之指测量用之圆仪中四十度与四十五度相生克，诞孰甚焉！虽然，古人为此岂遂毫无意识乎？因为如上之推想，虽未能尽当，甲子之不为计数，昭然可见也。

甲子所以齐不齐

地球绕日一周，得三百六十五日又四分日之一。月球绕地一周，得二十九日又二分日之一。物候每五日一变化，初五日东风解冻，次五日蛰虫始振，后五日鱼上冰是也。节气每十五日一更换。立春阅十五日雨水，又十五曰惊蛰，又十五日春分是也。故五日为一候，三候为一气，积六气为一时，得九十日；积四时成一岁，得三百六十日为一年。此非实际一年，可命之为一气候年。气候年比之地绕日一周，少五日强；比之月绕地十二次多六日，即地绕日一周，较气候年多五日强；月绕地十二次，较气候年少六日。有此参差，气候因而不齐，故三年一闰，五年再闰。然虽置闰月，气候之不齐，总无术以齐之。甲子者，所以齐不齐也。故《天元纪大论》云："所以欲知天地之阴阳者，应天之气，动而不息，五岁而右迁；应地之气，静而守位，六期而环会。"岁即年，期亦年也。五岁而右迁五字句，六期而环会六字句。天地之阴阳，谓日月也。五句岁而右迁，谓日行（古人为日行）每岁右迁者五日。盖上者右行，下者左行，谓每一岁日在子午线之右多行五日也。六句期而环会，谓月每年在子午线之左少行六日，是月左迁六日也。日每年多五日，月每年少六日，如此者，年复一年，两相会合，故曰环会。日五而月六，总不得齐。五六之积数为三十，是必统三十年纪之，两数方无参差。今试画一圆圈，中央直径画子午线，分圆圈为两半，再分圈之四围为六十度，是每半得三十度。右半个三十度以五分之，得六个五。左半个三十度以六分之，得五个六也。三十年共三百六十个月，七百二十个节气。月行每年少六日，积三十年共少一百八十日。是仅得气候年之半，不齐之数犹未尽也，故必重之，合两个三十年，其数乃尽，故《经》言："七百二十气为一纪，千四百四十气，凡六十年为一周，不及太过，斯皆见矣。"此即一甲子必须六十年之理由。然经文千四百四十气，凡六十年云者，亦仅举其成数。因月行每年少六度，积六十年适少三百六十日；而日行每年多五日强，积六十年实多三百日零三百六十点钟，即三百十五日。此三百十五日，皆以闰月匀摊之，计一甲子凡置闰月二十二个，又减去小建三百五十一日，然后日月运行之数相等。总之，必六十年，然后太过不及之数皆可见耳。故《内经》有"日行一度，月行十三度有奇"之文。月球绕地之精密计算，为二十七日七时四十三分强。惟月旋转时，地之自身亦在旋转，两数之差为十三度有奇也。此其大略。

凡以上所言，皆各家注释所未言。不佞既未习天算，又未习术数谶纬之学，故研求颇苦，不知古人亦曾有言此者否？盖一甲子何故六十日，最难得真确之答语，得此为之释然。然则甲子非为计数而设，当了然矣。

天干地支数之由来

甲子之数六十，既如上文所言。天干之数十，地支之数十二，又何自来乎？曰：此即从五六产生者也。日年多五日，故曰天数五；月年少六日，故曰地数六。月绕地而行，地绕日而行。以绕日之数属天，绕地之数属地，本极相当。古人初不知之，以为日月是敌体的，特以阳配天，阴配地耳。五六之和数三十年，其差度仅及周天之半。必重三十为六十，然后数尽，则五必重为十，六必重为十二，势有必然者矣。是故天干之数十，地支之数十二。

干支只是五六

犹有一义。《易经》《内经》皆以阴阳为说，可谓之两元的学术。一数而重之，亦阴阳之义也。故虽天干十、地支十二，而《内经》之旨所重者，只在五与六。故《天元纪》云："甲己之岁，土运统之；乙庚之岁，金运统之；丙辛之岁，水运统之；丁壬之岁，木运统之；戊癸之岁，火运统之。"又曰："子午之岁，上见少阴；丑未之岁，上见太阴；寅申之岁，上见少阳；卯酉之岁，上见阳明；辰戌之岁，上见太阳；巳亥之岁，上见厥阴。"皆两元之故。故五行有阴阳，如甲为阳土，已为阴土之类；故六气有正对，如子为正化，午为对化之类。又复交互言之，以地应天，以天应地，故天以六为节，地以五为制。

天不足西北释义

《内经》最不可解者，为"天不足西北"，"地不足东南"。又复申之曰："故西北方阴也，而人右耳目不如左明也"；"东南方阳也，而人左手足不如右强也"。手足耳目数语，无甚深意，或者出于附会，今姑置之。但天不足西北，地不满东南，何解？一孔之见，以为即由日余五日，月欠六日而来。《内经》以地始于东南震位，上者右行，下者左行。月既常不足，是不足在东南方。以斗宿为天顶，以候日之有余，则有余在西北。然古人误认天动，以为日逆天而行，日之有余，正是天之不足，故有"天不足西北，地不足东南"之说。此原无关医理，吾所以言此者，一者见《内经》中此等为无关紧要文字，吾侪不必语语据为典实。一者所以正后人注疏谬误。盖不知此理，愈说愈歧也。其尤可笑者，以为天之西北、地之东南，皆有大窟窿。宜乎西学东渐而后，视古说无丝毫价值矣。

甲子合五行宜有更圆满解释

审甲子之用，天干虽从日行多五日而来，在甲子之测气候，天干殆用以代表气候年者，故曰："天有十日，日六复而周甲，甲六复而终岁，三百六十日法也。"所以六复而周甲，六复而终岁，即因地支之十二与天干参差之故。地支从月行欠六日来，惟其欠六日，所以有参差不齐之气候。亦惟欠六日，方有气运之学说。然有一疑问如下。

古人以甲子纪日，其纪年者，则另有岁阳岁阴之名，如甲曰阏逢、乙曰旃蒙、丙曰柔兆等为岁阳，子曰困敦、丑曰赤奋若、寅曰摄提格等为岁阴（见于《尔雅》《史记》，司马光《通鉴》年表犹用之）。今按岁阳为天干，岁阴即地支，无他意义，故不备录。今《内经》岁运甲子，在古代当是岁阳岁阴，此亦无须探讨者。惟甲子合五行，殆不得其解。一岁之中，四时之序，合于五行，已如前章所述。一甲子之六十年，每年亦合五行，固知从主时之五行推演而来者。然五行既主时，又用以主岁，是四时有生长化收藏之作用，不齐之气候亦有生长化收藏之作用也。鬼臾区曰："五气运行，各终期日，非独主时。"其下文引《太始天元册》之文曰："万物资始，五运终天。"鬼臾区之所本者即此。不佞反复思之，不得其解。注家皆不能为根本之解释。吾言五行为四时之代名词，四时之变化由于天运，各年不齐之气候亦由天运，不过与四时大同小异。盖一昼夜之子午，比一年之二至；黎明薄暮，比一年之二分。故《伤寒论》每经之衰王有时，是一年有寒暑之变化，一昼夜亦有阴阳昏晓之变化。一甲子既各年气候不齐，安得无阴阳乘除之变化？是以甲子合五行不为无理。五行既可为四时之代名词，似亦可为年岁的代名词。然此答语不甚圆满，不知有更圆满之答语否？鄙意气运之说，本属难知，复无精密之测验，仅凭空洞之理想，此学总无发达之时。吾之所为，为读《内经》者释疑辨惑，却非教人向此中讨生活。吾侪当从有凭有据处切实探讨，以期寡过，斯得之矣。

世之自命能知五行甲子者，聆其理论，类皆星命术数家言，此乃熊宗立以人之生年月日说《内经》之类。不佞于星命家言固未尝学问，然恐一落此等臼案，不免堕入魔道也。

群经见智录卷二

武进徐衡之

受业 金山何公度 参校

江阴章巨膺

扁鹊医案第十一

《内经》自仲景、皇甫士安而后，已为定本。自
王冰改后，遂为今本。观今坊本，与宋版林亿、高保
衡等校正者，已有出入，则可知林、高等校本，视王
冰本必有出入，此皆有迹象可求者。欲知今本之误，
求宋版者可矣。欲知林、高等校本与王本之出入，非
博考唐以前医书不可。欲知仲景时之《内经》真相若
何，自非研求《伤寒》《金匮》，更求之古医案之见于
古史者不可。不佞谫陋，固不足任此。惟无徵不信，
仅取《史记·扁鹊仓公传》及仲景《伤寒论》一讨论
之。虽言之不详，亦可以见当日《内经》之一斑，且
可以观古人如何运用《内经》也。

《史记·扁鹊传》 第一案

扁鹊过齐，桓侯客之。入朝见，曰："君有疾，在

腠理，不治将深。"桓侯曰："寡人无疾。"扁鹊出，桓侯谓左右曰："医之好利也，欲以不疾者为功。"复见，曰："君疾在血脉，不治恐深。"桓侯曰："寡人无疾。"扁鹊出，桓侯不悦。后五日，复见，曰："君有疾在肠胃，不治将深。"桓侯不应。扁鹊出，桓侯不悦。后五日，扁鹊复见，望见桓侯而退走。桓侯使人问其故，扁鹊曰："疾之居腠理也，汤熨之所及也；在血脉，针石之所及也；其在肠胃，酒醪之所及也；其在骨髓，虽司命无奈之何。今在骨髓，臣是以无请也。"后五日，桓侯病，使人召扁鹊，扁鹊已逃去。桓侯遂死。

此节仅望色，未治病，亦未言齐侯面色何似，似无讨论之必要。然扁鹊实运用《内经》，颇有迹象可求。《内经·阴阳应象论》云："邪风之至，疾如风雨，故善治者治皮毛，其次治肌肤，其次治筋脉，其次治六腑，其次治五脏。治五脏者，半死半生也。"又曰："邪之客于形也，先舍于皮肤；留而不去，入舍于孙络；留而不去，入舍于脉络，留而不去，入舍于经脉，内连五脏，散于六腑肠胃。"此两节经文大同小异。扁鹊所谓腠理，即《经》所谓肌肤；所谓血脉，即经脉；所谓肠胃，即六腑；所谓骨髓，与经文五脏虽异，均言病之极深而已。其云汤熨、针石、酒醪，亦与《内经》相合。《血气形志篇》云："病生于肉，治以针石；病生于筋，治以熨引；病生于咽，治以甘药；病生于不仁，治以按摩醪药。"又《玉版论要》云："其色见浅者，汤液主治；见深者，必齐主治；大深者，醪酒主治；色夭面脱，不治。"至其所以知齐侯之病者，亦与今《内经》合。《内经》屡言"上工治未病'、"上古使僦贷季，理色脉而通神明，合之五行八风，变化相移，以观其妙，以知其要"，曰："善诊者，察色按脉，先别阴阳。审清浊，而知部分；视喘息，听音声，而知所苦；观权衡规矩，而知病所主……"观此则知，扁鹊所以知齐侯之病，初无其他巧妙，全是今《内经》所有者。

按《内经》言病理虽主四时，而病之所由得不外三因，即五志为内因，六淫为外因，饮食男女为不内外因。凡病由腠理而肠胃，而血脉，而骨髓，皆为天之六淫。无论其为风寒暑湿燥火，当其在腠理，在血脉，在肠胃之时，病人当无不自知之理。今齐侯不自知而扁鹊知之，宁非不中于理？然惟不中理，斯为神奇。

间尝思之，仅有外因，无内因者不病。是故大疫盛行之岁，死者枕藉，而不病者自若，西医谓之免疫性。譬如患喉痧（猩红热）者，一次病愈，则不复传染也。虽如此，苟其人起居无常，嗜欲不节，本体之正气不足抵抗外邪，则免疫者亦必不免。至于望色，尤有证据。例如颜枯黑者，知其肾病；傍晚颧赤者，知其阴虚；妇人目眶黑者，知其腰酸带下；咳声如在瓮中者，知其中湿。此较之扁鹊之望色知病，有浅深之辨耳。其理一也。且扁鹊必有佐证。凡治一艺而名家者，其心思必灵活。当时之气候、齐国之土宜、齐侯之嗜好、之意志、之环境，必曾一一注意。常人用意不能如此，扁鹊之言遂神。是故国家虽有敌国外患，苟内政修明，谗间不行，总不亡国。见披发于伊川，知百年而为戎①，此则事理通于医理者矣。

《扁鹊传》 第二案

其诊虢太子尸厥之证曰："闻病之阳，论得其阴；闻病之阴，论得其阳……""试入诊太子，当闻其耳鸣而鼻张，循其两股以至于阴，当尚温也……"扁鹊曰："若太子病，所谓尸厥者也。夫以阳入阴中，动胃缠缘，中经维络，别下于三焦、膀胱，是以阳脉下遂，阴脉上争，会气闭而不通，阴上而阳内行下，内鼓而不起，上外绝而不为使，上有绝阳之络，下有破阴之纽，破阴绝阳之色已废，脉乱，故形静如死状。太子未死也。夫以阳入阴支兰脏者生；以阴入阳支兰脏者死。凡此数事，皆五脏蹶中之时暴作也。良工取之，拙者疑殆。"乃使弟子子阳厉针砥石，以取三阳五会。

其云"闻病之阳，论得其阴，与《内经》"知阴者

---

① 见披发于伊川，知百年而为戎：典出自《左传·僖公二十二年》："初，平王之东迁也，辛有适伊川，见被发而祭于野者，曰：'不及百年，此其戎乎！其礼先亡矣。'秋，秦、晋迁陆浑之戎于伊川。"比喻为通过观察事物的种种外在迹象，可以推断事物的未来发展情况。

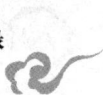

知阳，知阳者知阴"及"从阳引阴，从阴引阳"合。《内经·缪刺论》云："邪客于手足少阴、太阴、足阳明之络，此五络皆会于耳中，上络左角，五络俱竭，令人身脉皆动，而形无知也，其状若尸，名曰尸厥。"此尸厥之名见于今《内经》者。《伤寒论》云："少阴脉不至，肾气微少，精血奔，气迫，上入胸膈，宗气反聚，血结心下。阳气退下，热归阴股，与阴相动，令身不仁，此为尸厥，当刺期门、巨阙。"观《内经》《伤寒》之尸厥，皆与《扁鹊传》之尸厥相同。《内经·缪刺》言络，《扁鹊传》亦言络。《内经》手足少阴、太阴之络皆会于耳中，即扁鹊所谓"当闻其耳鸣"。《内经》身脉皆动，即扁鹊所谓"脉乱"。《伤寒论》所谓"热归阴股，与阴相动"，即扁鹊所谓"阳入阴中"，"阳脉下遂"及"循其两股至于阴，当尚温也"。夫既有三个相同之点，固不能谓为偶然相合。然谓扁鹊所根据者，即为今本《内经》，却又可疑。

扁鹊所谓"阳入阴中，动胃缠缘，中经维络，别下于三焦、膀胱，是以阳脉下遂，阴脉上争，阴上而阳内行下"者，固与《内经》"邪客于手足少阴、太阴、足阳明之络"者迥然不同，与《伤寒论》"少阴脉不至，肾气微少，精血奔，气迫，上入胸膈，宗气反紧，血结心下，阳气退下，热归阴股"者亦复殊异。然此犹可为说。三焦为厥阴之腑，膀胱为少阴之腑，胃为足阳明，原与《内经》大同小异；"阴上阳下"，亦与《伤寒论》吻合。然所刺各不同何也？

《史记·扁鹊传》云："刺三阳五会。"《正义》云："三阳，《素问》手三阳、足三阳；五会，百会、胸会、听会、气会、臑会。"

《伤寒论》云："当刺期门、巨阙。"

《内经》云："刺阳足大指内侧爪甲上，去端如韭叶，后刺足心，后刺足中指爪甲上各一痏；后刺手大指内侧，去端如韭叶，后刺手心主，少阴锐骨之端各一痏。"

今按：三阳之络为飞扬穴，属是太阳膀胱经，在外踝骨上七寸。又三阳络穴，属手少阳三焦经，在臂上大交脉支沟上一寸。扁鹊云："中经维络，别下于三焦、膀胱。"则三阳五会之三阳，当属飞扬穴或三阳络穴。《正义》注以三阳三阴为说，非是。五会，百会在颠顶，属督脉；臑会在肩前廉，去肩三寸宛宛中，为少阳与阳维之会；听会在耳前微陷中，上关下一寸，动脉宛宛中，张口得之，属足少阳胆经；气会在两乳下，属三焦；胸会去结喉三寸，为手足六经交会之点。扁鹊谓"会气闭而不通"，当是指胸会。阳入阴中，阳脉下遂，阴脉上争，致胃气不通而厥。督脉，阳络之总纲，取百会引清阳上升，取胸会开已闭之气，闭开阳升，浊阴自下，所谓从阳引阴、从阴引阳也。因阳气下行，别下于三焦膀胱，故取膀胱之飞扬穴、三焦之三阳络穴，其理可通，则《史记》所言不误。

再按：《伤寒论》云刺期门、巨阙。期门穴在直

乳下二肋端，乃足厥阴、太阴、阴维之会；巨阙穴在
鸠尾下一寸，脐上六寸半，属肾脉，为心之募。因宗
气反聚，血结心下，故取巨阙以散其结；因其病在络，
而气迫血逆且厥，故取期门。

再按：《内经》足大指内侧，足太阴隐白穴也；
足心，足少阴涌泉穴也；足中指，阳明厉兑穴也；手
大指，太阴少商穴也；手心主，少阴之神门穴也，所
谓手足少阴、太阴、足阳明也。夫病在手足少阴、太
阴、足阳明，即刺手足少阴、太阴、足阳明，与从阴
引阳、从阳引阴之说不合，此则当质之有经验者所可
异者。尸厥之为病，病状略同，病理亦略同，而治法
则三书皆不同。《伤寒》异于《内经》，或者其病本殊
异？以《伤寒》专为猝病之热病说法，若《内经》与
扁鹊不同，将病异邪？《内经》误邪？抑扁鹊所受于
长桑者，《内经》之别本邪？吾欲据《史记》以改
《内经》，不知深于《内经》之学者谓何如也？

仓公医案第十二

《仓公传》凡二十五医案，仅节取其关系较显、
可以了解者录之，以见一斑。

齐中御府长信案

齐中御府长信病，臣意入诊其脉，告曰："热病

气也，然暑汗，脉少衰，不死。"曰："此病得之当浴流水而寒甚，已则热。"信曰："惟，然！往冬时，为王使于楚。至莒县阳周水，而莒桥梁颇坏，信则揽车辕未欲渡也。马惊即堕，信身入水中，衣尽濡，有间而身寒，已热如火，至今不可以见寒。"臣意即为之液汤火齐逐热，一饮汗尽，再饮热去，三饮病已。即使服药，出入二十日，身无病者。所以知信之病者，切其脉时，并阴。脉法曰："热病阴阳交者死"。切之不交，并阴。并阴者，脉顺清而愈。其热虽未尽，犹活也。肾气有时间浊，在太阴脉口而希，是水气也。肾固主水，故以此治之。失治一时，即转为寒热。

此条骤视之，病情若不甚重。其实因有仲景之《伤寒论》，故医法为我辈所习知。在当时庸工不辨寒热，类皆视为不治之死证。《伤寒论》中救逆诸法，皆为误下、误汗、误温而设。自非能手，孰能解此？故仓公奏对及之，其云病得之当浴流水而寒甚，已则热，即《内经·热病篇》"人之伤于寒也，则为病热"，亦即《伤寒论》①"病反其本，得标之病"。云汗出脉衰不死，曰阴并，曰阴阳不交，皆与今《内经·评热病篇》吻合。汗出而脉尚躁盛者，为阴阳交。病不为汗衰，脉不为病衰，复不能食，其寿可立

---

① 《伤寒论》：其下引文出自《素问·至真要大论》，非《伤寒论》内容。

而倾也。此病非阴阳交，而仓公言阴阳不交不死，可见仓公所畏者，即为阴阳交。可知《内经》断为必死者，直无不死之理。"肾气有时间浊"句，"浊"，一作"龟"。龟，猛也。此医案未言何时，观"暑汗脉少衰"句，当在夏日。《内经·脉要精微论》云："夏胃微钩曰平"，"胃而有石曰冬病。"石，肾脉也。肾脉见于太阴脉口，是为肺之部。肺肾同源，皆为水脏。热病汗出脉已衰，而肾脉仍时见于太阴之部，故知其病为冬时感寒而为水气也。以病理度之，其人目下必有横纹，或卧而微喘，或呼吸微有音。横纹、喘、有音，皆水气之客。据《逆调论篇》所谓察色、听声，声色合脉，病无遁形。仓公虽未言，其理可推也。

齐王后弟宋建案

齐王黄姬兄黄长卿家，有酒召客，召臣意。诸客坐，未上食。臣意望见王后弟宋建，告曰："君有病。往四五日，君腰胁痛，不可俯仰，又不得小溲。不亟治，病即入濡肾，此所谓肾痹也。"宋建曰："然，建故有腰脊痛。往四五日，天雨，黄氏诸倩见建家京下方石，即弄之。建亦欲效之，效之不能起，即复置之。暮，腰脊痛，不得溺，至今不愈。"建病得之好持重，所以知建病者，臣意见其色。太阳色干，肾部上及界腰以下者枯，四分所。故以往四五日，知其发也。臣意即为柔汤使服之，十八日所病而愈。

按：《刺腰痛篇》筋脉之令人腰痛者，不胜偻指。惟云："衡络之脉令人腰痛，不可以俯仰，仰则恐仆，得之举重伤腰，横络绝，恶血归之。"言腰痛得之举重伤腰者，仅见此条。又《气穴论篇》："大寒流于溪谷，卷肉缩筋，肋肘不得伸，内为骨痹。"又《四时刺逆从论》云："太阳有余病骨痹，不足病肾痹。"据此，可知仓公知此病之故。

衡络之脉，令人腰痛，不可以俯仰。衡络，带脉也。《灵枢·经别篇》："足少阴之正，至腘中，别走太阳而合。上至肾，当十四椎出，属带脉。"带脉之来源为少阴，其别支之来源为太阳。少阴病则腰强痛，不得俯仰，其病必从寒化湿化。所谓风恒中身半以上，湿恒中身半以下，其病而痛，痛而著，所以知其必为寒湿也。此节有"天雨"字，中湿尤显。凡阳邪从下上行，阴邪从上下行。带脉者，膀胱小肠亦病。寒湿本下行，寒胜痛，湿胜重。痛则气不举，气不举则气血皆坠。膀胱气化则溲出，寒湿胜则阳微，阳微则气不化，可以断定其不得小溲也。五色之诊，肾主黑。凡肾阳不足者，其颜必黑。故《五脏生成篇》曰："黑脉之至也，上坚而大，有积气在小腹与阴，名曰肾痹。"此与仓公所谓"肾痹"者相合，与"太阳色干，肾部上及界腰以下者枯"皆合。惟云四分所，云往四五日知其发，则《内经》所无，当为仓公之经验。然有可疑之处，考之《内经·痹论篇》，"痹之所由生，曰风寒湿。筋脉肌骨皮，各以其时受病，则痹有五。筋脉肌骨皮，五脏之合也。久而弗去，即由合入脏。居处失常者，风寒外客；饮食不节者，肠胃内伤。如此，则邪客于六腑，故十二经皆有痹。"其肾痹之见证为遗溺，为胀，为尻以代踵、脊以代头。仓公曰："不亟治，病即入濡肾。"是即由合入脏之谓。其得之举重，仓公本不之知，乃宋建自言者。举重腰痛，由于横络之伤。力生于膂，横络附著于背膂。横络绝，则恶血归之；横络伤，则外邪从而客之。其所感者为寒湿，则为阴邪。阴胜阳微，肾病之色乃见于面。或者兼见卷肉缩筋，肋肘不得伸，不得俯仰。而黑色之外，又必见不足之色，故一望而知之。然《痹论篇》肾痹之证为遗溺何也？仓公谓肾痹之病，不得小溲，与《内经》相反，颇不得其解。《金匮·五脏风寒积聚病篇》："肾著之病，其人身体重，腰中冷，如坐水中，反不渴，小便自利，饮食如故，病属下焦。身劳汗出，衣裹冷湿，久久得之。腰以下冷痛，腹重如带五千钱。"此实言带脉为病，病名虽异，病源病状实同。云腰冷痛，腹重如带五千钱，其不可俯仰，不言可知，得之劳汗，与得之举重亦同。"饮食如故"，宋建能赴黄长卿家宴会，故当饮食如故。然而《金匮》则言小便自利，若云仅仅风寒湿三气由合传脏者则遗溺，得之举重则不得溲，则《金匮》明言身劳汗出，因劳伤带脉，汗出受湿，实与天雨举重无异。若云遗溺，仅指传变之先，邪在合未入脏者而言，则仓公固言不亟治

将入濡肾，此实一可疑之点。各家注释均未及，鄙意宋
建之不得小溲，并非点滴俱无之癃闭。假使点滴不通四
五日，在理不当能赴宴。然则所谓不得小便者，不过如
淋病，小便不禁，涩痛不利。自其涩痛言之，是不得小
便；自其不能自禁言之，可谓遗溺。是当活看。

齐王侍医遂案

　　齐王侍医遂病，自炼五石服之。意过之，遂曰：
"不肖有病，幸诊遂也。"臣意诊曰："公病中热。论
曰：'中热不泄者，不可服五石。'石药精悍，公服之，
中热。得数溲，亟勿服，色将发痈。"遂曰："扁鹊曰，
'阴石以治阴病，阳石以治阳病'。夫药石有阴阳水火
之齐，故中热即为阴石柔齐治之，中寒即为阳石刚齐治
之。"臣意曰："公之所论远矣。扁鹊虽言如是，然必
审病诊，起度量，立规矩，称权衡，合色脉表里有余不
足顺逆之法，参其人动静与息相应，乃可以论。论曰：
'阳疾处内，阴形应外者，不加悍药及镵石。'夫悍药
入中，则邪气辟矣，宛气愈深。诊法曰：'二阴应外，
一阳接内者，不可以刚药。'刚药入则动阳，阴病益衰，
阳病益著，邪气流行，为重困于俞，忿发为疽。"后百
余日，果为疽发乳上，入缺盆，死。

　　此案前言五石，后言诊法。五石与《内经》无关，
不佞别有专篇考之。兹仅言其大略，亦可见《史记》
足补医经之缺。按《巢氏病源》所载"五石散"，《千

金》所载"寒食散",《金匮》"侯氏黑散",三方从一方化出,皆有痕迹可寻。《病源·寒食散发候篇》:"寒食药者,世莫知焉(盖谓世莫知其所起)。或言华佗,或曰仲景。考之于实,华佗之精微,方类单省;而仲景经有侯氏黑散、紫石英方,皆数种相出入,节度略同。然则寒食、草食二方出自仲景,非佗也。"巢氏之言,亦仅想当然耳。仓公之世,去仲景已三百五六十年,齐王侍医更引扁鹊,则五石方发源已远,几于不可究极。藉非《史记》,亦何从窥见古代医学之盛况哉!

其言诊法,《内经》虽无吻合之文字可证,然方法则不甚相远。《生气通天论》曰:"阴者,藏精而起亟也;阳者,卫外而为固也。"准此,则阴在内,阳在外也。故《金匮真言论》曰:"夫言人之阴阳,则外为阳,内为阴。"《阴阳应象论》曰:"阴在内,阳之守也;阳在外,阴之使也。"《玉版论要篇》则云:"阴阳反他,治在权衡相夺。"又云:"揆度者,度病之浅深也。奇恒者,言奇病也……""揆度奇恒,道在于一。神转不回,回则不转。"仓公曰:"阳疾处内,阴形应外者,不加悍药及镵石。"夫云阳疾处中,阴形应外,是阳在内,阴在外。阳当在外,反在内为逆,亦即阴阳反他之意。《内经》以转为顺,以回为逆,逆即回而不转之意。病人是否转而不回,抑系回而不转,此在诊病之医,当衡权揆度。故又云:"奇恒事也,揆度事也。"仓公谓遂曰:"公所论远矣。扁鹊虽言若是,然必审诊,起度量，立规矩，称权衡，合色脉。"此可谓与《内经》吻合。其云："阳气既在内，刚药入动阳，阴病益衰，阳病益著，邪气流行，为重困于俞，忿发为疽。"此与《内经·阴阳别论篇》"是故刚与刚遇，阳气破散，阴气乃消亡"，及"开阖不得"，"荣气不从，逆于肉理，乃生痈肿"，又"阳气有余，荣气不从，乃发为痈。阴阳不通，两热相搏，乃化为脓"等亦皆吻合。据此，即谓公乘阳庆所谓古先遗传之黄帝、扁鹊脉书五色诊病者，即为今本《内经》，亦不为过。

仲景《伤寒论》第十三

《内经》治法与《伤寒》互证之一斑

仲景《伤寒论》撰用《素问》，全无迹象可求。苟非仲景自言，直不知《伤寒论》从《素问》而出。此如九方皋相马，在牝牡骊黄之外①。盖其所采取于《素问》者，纯系《素问》之里面，而非《素问》之表面。

———————

① 九方皋相马，在牝牡骊黄之外：九方皋，相传古代相马大师伯乐的师兄，其相马功力犹在伯乐之上。相传他曾为秦穆公相马时竟把黑雌马看作雄黄马，竟也相到一匹千里马。牝，雌性的；牡，雄性的。骊，纯黑色的马。以此借喻观察事物应注重其本质而忽略其外表。

今不辞老生常谈，一讨论之，亦本书所当有事也。

《内经·至真要大论》云："微者逆之，甚者从之。"又曰："逆者正治，从者反治。从多从少，观其事也。"又曰："塞因塞用，通因通用。必伏其所主，而先其所因。"又曰："诸寒之而热者取诸阴，诸热之而寒者取诸阳。"《阴阳应象论》曰："不治王气。"又曰："其盛也，可待衰而已。"又曰："血实宜决之，气虚宜掣引之。"凡此所引，试为诠释。

逆，谓正治也；从，谓反治也。病热治以寒，病寒治以热，药与病相逆。热药所以祛寒，寒药所以清热，于理为正当，故曰正治。病寒治以寒，病热治以热，药与病相从。热药岂不助热，寒药岂不增寒，于理为反，故曰反治。今观《伤寒论》三阳证中，麻桂解表，青龙愈烦，无汗者以麻黄发汗，里热者以石膏清热，药与病反，皆微者逆之之类。少阴病发热辄用附子，药与病相类，乃甚者从之之类也。以寒药治热病，以热药治寒病，有迎头痛击之势，故曰逆。以寒治寒，以热治热，药之寒热从病之寒热，故曰从。何故如此？则以病有真假也。病浅者，见证多属真象；病深者，见证多属假象。故微者当逆，甚者当从。附子汤之附子二枚，麻黄附子细辛汤之附子一枚（此据明版赵开美本），真武汤术附为主而兼白芍阴药，四逆白通不兼阴药，则所谓从多从少，观其事也。热结旁流而反下之，通因通用也；气满腹胀而反补之，塞因塞用也。伏其所主，《新校正》释"伏"为"制"，谓制病之本，先其所因，为求病之源。既得其本，而以真治真、以假治假也。

《伤寒论》云："下利清谷，身体疼痛，急当救里。身体疼痛，清便自调，急当救表。"同是身痛、清便自调者，身痛是主病，所以身痛为表寒，故表寒病之本也。下利清谷，清谷是主病，所以清谷为里寒，里寒是病之本也。桂枝以救表，四逆以救里，伏其所主也。太阳证发热恶寒，宜发汗也。然热多寒少，其脉微弱不可汗；尺脉迟者不可汗。热多寒少，脉微弱为无阳，无阳者不可发汗，宜桂枝二越婢一汤。尺脉迟者血少，宜小建中加黄芪汤以养其血。发热恶寒为病之主，所以热多汗少脉微弱，因于无阳；所以尺脉迟，因于血少。有此二因，虽当伏其所主，其因之关系甚大，不可不先事斟酌。故曰：必伏其所主，而先其所因。抑主因云者，当活看。每一方无不有两种以上用意，无非是主因之故。例如大承气之朴、枳、硝、黄，病在燥矢不下，以大黄攻之，必协芒硝软坚；桃花汤之赤石脂、干姜，病在下利、便脓血，用石脂涩止散结，必用干姜以祛寒，皆有伏主先因之意在。至如"诸寒之而热者取诸阴"，天冬、玉竹、阿胶、鸡子黄，是其例也。"诸热之而寒者取诸阳"，萸、附、姜、桂，皆其例也。盖热之而寒者，阳虚之寒；寒之而热者，阴虚之热。故《伤寒论》有"身大热，反欲得衣，热在皮肤，寒在骨髓。身大寒，反不欲近衣，寒在皮肤，热在骨髓"之文，《内经》则曰："阳胜则热，阴胜则寒，阴虚则热，阳虚则寒"，其理皆相通也。不治王气，盛可待衰。柴胡愈疟，必以迎送，是其例也。血实宜决，抵当之类。气虚宜掣引，诸柴胡救逆，皆其例也。是故《内经》之治法为法律，则《伤寒》之用方即其例案。此仲景运用《内经》之最易见者也。

《内经·标本病传论》云："病有标本，刺有逆从，奈何？岐伯曰：凡刺之方，必别阴阳，前后相应，逆从得施，标本相移。故曰：有其在标而求之于标，有其在本而求之于本，有其在本而求之于标，有其在标而求之于本。故治有取标而得者，有取本而得者，有逆取而得者，有从取而得者……先病而后逆者治其本，先逆而后病者治其本，先寒而后生病者治其本，先病而后生寒者治其本，先热而后生病者治其本，先热而后中满者治其标，先病而后泄者治其本，先泄而后生他病者治其本。必且调之，乃治其他病。先病而后生中满者治其标，先中满而后烦心者治其本……病发而有余，本而标之，先治其本，后治其标。病发而不足，标而本之，先治其标，后治其本。谨察间甚，以意调之。间者并行，甚者独行。"

此所言乃先后传变之标本也。先后传变之标本，先病者为本，后病者为标。所谓刺有逆从者，即下文治反为逆，治得为从，即正治与病相反者为逆，从治与病相得者为从。有其在标求之标，有其在本求之本。

如《热病论》云:"人之伤于寒也,则为病热。"寒乃病之所从生,本也;热乃病之传化,标也。其在《伤寒论》,风寒伤荣卫,恶寒恶风。恶寒恶风,病也。所以有此病者,以感受外寒也。外寒即为病之本,以麻桂祛其外寒则病愈,此有其在本而求之本也。迨寒既传变而化热,则但恶热不恶寒,甚且汗出烦躁、大渴引饮。病本伤寒,而见如此热证,此由传变而来。寒为本,热为标也,治以石膏、芩、连,此有其在标而求之标也。有其在本而求之标者,例如太阳证,外未解,医反下之,遂为结胸。太阳证其本,结胸证其标,治法主陷胸,但治其标,不治其本也。有其在标而求之本者,阴病阳越,而热、而燥、而叉手自冒,此里寒为本,见于外者为标,治用真武、四逆、白通、通脉等者,但治其本,不问其标也。故曰:"先病而后逆者治其本,先逆而后病者治其本,先病而后生寒者治其本,先热而后生病者治其本。"此所谓本,即指所先者而言。其曰病发而有余,本而标之,先治其本,后治其标。病发而不足,标而本之,先治其标,后治其本者,则以病气强弱为言。例如阳胜则热,阴胜则寒,此有余为病也。一脏有余,则害及他脏;一经有余,则害及他经。阳本卫外,阴本内守。阳独胜则侵犯阴之地位,渐渐从外内传,卒之阳反在内,即仓公所谓阳病于中,阴应于外。其在伤寒,即太阳为病,从标阳而化热。病气有余,热则大炽。太阳未罢,阳明已病。如此者，则先解其太阳之邪，此在《内经》有公例。所谓由外而之内者，先治其外。由外之内而甚于内者，先治其外，后调其内。彼粗工凶凶，以为可攻，卒致结胸胸痞，或自利不止，甚且脏厥者，皆背《内经》之公例。惟仲景能研求《内经》而心知其意也，此本而标之之说也。其标而本之者，可以隅反。盖病而不足，则不但不能侵他脏他经，而他脏他经反从而乘之。故当先治其标，后治其本。例如竹叶石膏为阴虚而热者设，新加汤为阳虚而寒者设。竹叶石膏之胃虚热而呕，胃阴虚也；新加汤之邪尽而痛，阳虚而痛也，为阳虚则寒、阴虚则热之病，是不啻《内经》"病发而不足"之注脚。其曰"间者并行，甚者独行"，谓病浅者可以兼治，病甚者治当专力。观于四逆汤、大承气汤药力之单纯，可知"甚者独行"之谓何也。

即病不即病存疑

《伤寒例》云："《阴阳大论》云，春气温和，夏气暑热，秋气清凉，冬气冰冽，此四时正气之序也。冬时严寒……触冒之者，乃名伤寒耳。其伤于四时之气，皆能为病。以伤寒为毒者，以其最成杀厉之气也。中而即病者，名曰伤寒。不即病者，寒毒藏于肌肤，至春变为温病，至夏变为暑病。暑病者，热极重于温也。"按此节病温病暑，即《内经·热论篇》"凡病伤寒而成温者，先夏至日者为病温，后夏至日者为病暑。暑当与汗皆出，勿止"之文也。然《内经》并无"不即病者，寒毒藏于肌肤"之文。大是可疑，兹申鄙意如下。

其一，《经》云，"阴胜则阳病，阳胜则阴痛"。"阳胜则热，阴胜则寒"。"重寒必热，重热必寒"。又曰，"阳胜则阴复，阴胜则阳复"。冬令天寒，人应以太阳。伤于寒则阴胜，阴胜例无不复，复则阳胜。阳胜者，其病温，此所以春必病温也。凡阴阳偏胜不能复则死。凡未至于死者，无有不复。复之迟早，则有种种关系。天之寒，寒至若何度数？人之抵抗力强弱何如？及伤寒在冬初，或在冬杪？皆是《经》所以不言者，活法在人耳。惟冬伤寒而冬病，春伤寒而春病，其治不同，故别名之曰温病。凡胜而复，断无隔一季之久者。

其二，《内经》言"冬伤于寒，春必病温。春伤于风，夏生飧泄。夏伤于暑，秋必痎疟。秋伤于湿，冬生咳嗽"。盖就四时推论，自当如此。若云冬伤于寒，寒邪伏于肌肤，至春不病，至夏至而病暑温，则春伤于风，夏伤于暑，亦有隔季而病者乎？无或有，皆当有迹象可寻。如冬伤于寒，春必病温，而春之病温有不仅由于伤寒者，故又有"冬不藏精，春必病温"之文。今春伤风，夏伤暑，隔季而病者无有也。即伤寒隔季而病者，《内经》亦无有也。

其三，今日西医实地考验，伤寒潜伏期不过十余日，多至二十日。西医所言病理，固迥然不同，谓伤寒之原因由于棒椎形之微菌，此层当于注释《伤寒》时继续论之。今非本文范围内事，不复深说。惟此潜伏期则确实可据。今谓隔季而病，究何理乎？

鄙意以为冬季伤寒，阴胜而寒；春季病热，阳胜而热，胜之病也。冬伤于寒，而春病温，非寒之伏，乃阳之复。春伤于风，夏生飧泄，非风之伏，乃阴之复也。经文寒温对待言之，似当从胜复之说为长，且经文可如下解释之。

"凡热病者，皆伤寒之类也。"其下文云："人之伤于寒也，则为病热。"此不限于冬令。人身非如兽类，有天然御寒物。劳而汗出，或衣薄，或入冷水，皆能伤寒，伤于寒则病热。冬伤寒病热，春伤寒亦病热，夏伤寒亦病热。故曰：凡惟冬病热名伤寒，春病热名温病，夏病热名暑温。所以然之故，主时之经气不同也。主冬令之太阳少阴，非即主夏令之太阳少阴，四时皆如此。独不言秋者，省文也。观夏名暑温，则知秋必名湿温，而春之温病可名为风温。《热病篇》末节曰"凡病伤寒而成温者"句，似泛指四时之伤于寒者言，故曰"凡"。曰先夏至为病温，后夏至为病暑者，诏人以热病当从时令命名，此有深意。盖从时令命名，则从时令治疗也。然则《伤寒例》"寒毒藏于肌肤，至春不即病"两语，岂不有商榷余地。且从《伤寒例》之说，枝节横生，并《内经》亦不可解，以故纷呶聚讼，不可究诘。或谓《序例》"此则时行之气也"句以上，皆仲景原文，引《外台秘要》为证，以《外台》"时行之气"句下有"王叔和曰"四字。然则苟非《伤寒论》在唐之前已有讹误，即不佞之解释《内经》为未当耳，姑存疑以待明者。

标本中气之研究第十四

从各家注释则有三个疑问

《六微旨篇》①云，"少阴太阳从标从本"，"少阳太阴从本"，"阳明厥阴……从中"。释之者曰：少阴本热，太阳本寒，标本不同气，故或从标或从本。少阳标阳本火，太阴标阴本湿，标本同气，故从本。阳明燥金，太阴湿土为之中，则燥从湿化；厥阴风木，少阳相火为之中，则木从火化，故不从标本而从中气。问何为中气？曰一脏一腑互相联络者为中气。如此解说，则有三个疑问。（一）脏腑互相联者何物？神经乎？血管乎？官能乎？可得闻欤？（二）本篇经文云"本之下中之见也，见之下气之标也"。此"下"字何

---

① 《六微旨篇》：其下引文出自《素问·至真要大论》篇，非《六微旨篇》内容。

解？若云"太阴之上湿气治之，阳明之上燥气治之"，《经》既云上，下者对上而言，则"上"字何解？若曰"天有六气谓之六元，人之三阴三阳上奉之"，则中字何解？（三）注《伤寒》者每以《六微旨》此节为言，毕竟《内经》之标本中见是否只说足经，抑《伤寒》亦言手经乎？如云《伤寒》亦言手经，其证据何在？如云《伤寒》只说足经，其理由何在？此亦聚讼不决之一问题，请申鄙意如下。

六气标本从天运来

《内经》全书皆言天，本篇言天者尤多，则标本中气自当从天运来。天运者，阴阳四时也。从阴阳四时说，则三个疑问均不难解释。六腑与五脏相联络，非神经血管官能相联络，乃病状有相联络者。如心移热于小肠，肺移热于大肠，是其例也。因脏与腑有如此显著关系，故一脏配一腑，五脏配四时，十二经亦配四时，于是有标本气化。天有六气，三阴三阳上奉之。六气在天，十二经在人。天上人下，故有上下。因是二元学说，故有中气。《伤寒》言足经者，因太阳、少阴土时之故，试申言以明之。

配肝脏之腑，胆也。肝主春，胆亦主春。配心脏之腑，小肠也。心主夏，小肠亦主夏。配肺之腑为大肠，肺主秋，大肠亦主秋。配肾之腑为膀胱，肾主冬，膀胱亦主冬。然试问肾与膀胱于冬有何关系，肝与胆

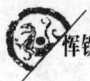

于春有何关系，则不能得其关系之迹象。今命肝为厥
阴，胆为少阳，肾为少阴，膀胱为太阳，则与春与冬
有关系。故肝之为厥阴，肾之为少阴，非肝是厥阴、
肾是少阴，乃命之为厥阴、命之为少阴。名也，非实
也。肝与春，肾与冬，非肝肾之实与春冬有关系，乃
肝肾之名与春冬有关系。此所以言《内经》非解剖的
脏腑，乃气化的脏腑。质言之，时序的脏腑耳。何以
如此？则因人身生老病死之变化，以天地之生长化收
藏为法则也。生老病死，言其大者耳。其实无时不变
化，无刻不变化。此种变化，虽是血肉，却不能谓之
血肉。无以名之，名之曰气，故言经气。经气者，气
之有常经者也。天有六元，故人有六经。

厥阴少阳释义

厥阴者，阴将尽也。阴尽则阳生，故与厥阴配者
少阳，以此为六经之始。故曰初之起，一日四分之，
则厥阴之气司鸡鸣至平旦；一年四分之，则厥阴之气
司小寒至春分。因是两元学说，其阴阳为交互的，同
出异名的。故阴中有阳，所以少阳为中气。然此一时
期主生长，凡百动植所以能生长，皆赖有初生之阳气，
决不赖垂尽之阴气。此所以厥阴之治，当从中见之少
阳也。所谓从者，谓厥阴而病，当问其中见之少阳盛
衰何如，从而消息用药，并非凡百厥阴之病，只须治
胆火也。

夏季之少阴太阳

心主夏，在一日为平旦至日中，在一年为清明至夏至。在生长化收藏之五运，此居第二；比易卦之六画，此为五爻。故以君火当之，此一时期无祁寒盛暑，少阴主其上半，太阳主其下半，因寒暑相等，故少阴太阳或从标或从本。夏长为养，承受春之发陈。春时之有生气，为一阳来复之故，所谓阴中之少阳。夏日之有长气，即此少阳渐为壮火之故，而君火实为阳中之少阴。立夏而后，为一年阳气最盛之时，故主此时者为太阳，虽云从标从本，毕竟从阳化者顺，从阴化者逆。故曰"君火以明"，又曰"天明则日月不明"也。

太阴阳明

肺主秋，为之配者阳明。岁半以前为阳，岁半以下为阴。而太阴与阳明合主秋季者，阳明之主秋，犹之厥阴之主春。厥阴阴之尽，阳明阳之尽也。《经》言"少火之气壮，壮火之气衰"，即是阳明为阳尽之证据。秋初长夏之暑湿犹在，故太阴从本湿。深秋阴气至盛，故阳明从中见之太阴。

冬季之少阴太阳

肾为少阴，冬为寒水。肾主冬，则为重阴，故

《经》又言少阴为阴中之阴。人之生不能纯阴。凡外寒者里必热，故少阴本热。寒热各走极端，故少阴或从标或从本。又人身三阴三阳，上奉天之六气，三阴三阳即经气，经气每与天之六元相反。故天热，人应以阴；天寒，人应以阳。太阳标阳而本寒者，本寒天气也，标阳人身之阳上应之也。阳与阴亦各走极端，故太阳或从标或从本。是故主夏季之太阳少阴从标从本者，为天与人相去不远也。主冬季之少阴太阳从标从本者，为天与人各走极端也。知其各走极端也，则治有从逆，药有正反。知其不甚相远也，则刺宜浅，药宜轻，治法多宜和解清透。刘守真治温病称圣手者，实偶合此意。故曰知与标本，用之不穷。

《伤寒》 仅言足经之故

冬时天气寒，人应以在表之太阳。有时太阳不胜天气则病，是为伤寒。此阴胜则寒之病，太阳从本化者也。人之伤于寒也，则为病热，此阳复而热之病，太阳从标化也。主夏季之少阴太阳，手经也；主冬季之少阴太阳，足经也。伤寒从冬位于寒说起，其所论皆冬伤于寒之变化，故不言手经也。《温病条辨》谓温病传手不传足，可谓谈言微中，然是幸中，故用药多谬，远不如守真。守真亦只知其然，不知其所以然，故标本中气之说，迄未明了。

七损八益第十五

各家注释之矛盾

吾以"转而不回，回则不转"为《内经》之总提纲。盖不病者转，病则回。辨其回或转，可以知人之病与不病，此《内经》之第一步。若在全书中觅一语足以当《内经》理论之结穴者，则惟《阴阳应象大论》中之"七损八益"一语，岐伯论阴阳更胜之变。帝曰："调此二者奈何？"岐伯曰："能知七损八益，则二者可调。不知用此，则早衰之节也。"欲知七损八益为何物，当先罗列各家注解，然后以鄙意说明之，读者可以了然无疑。

王冰注云：用，谓房室也。女子以七七为天癸之终，丈夫以八八为天癸之极。然知八可益，知七可损，则各随气分，修养天真，终其天年，以度百岁。《上古天真论》曰：女子二七天癸至，月事以时下。丈夫二八天癸至，精气溢泻。然阴七可损，则海满而血自下。阳八宜益，交会而泄精。由此则七损八益，理可如矣。

按：王冰此注，只"阴七可损，海满而血自下"四句，然下两句不可解。既精泄，云何是益？且《经》言七损八益，所以调阴阳，王注以房色当之，可谓失言。马氏①因有采取之说，是直以左道为医也。《内经》全书何尝有一字涉及采取？凭空诬蔑，荒谬绝伦。隐庵则循文敷衍，谓"阳常有余，阴常不足。然阳气生于阴精，知阴精之不足，无使亏损，则二者可调"。是王冰主张阴可损，隐庵主张阴不可损，与马氏"采阴补阳"之说鼎足而三，各不相同。然则《内经》之真意究何如也？景岳注此最详，谓"七损八益，为生死之本原"。是景岳亦认此为《内经》重要语，今节录其注释如下。

此言生死之本原也。七为少阳之数，八为少阴之数。七损者言阳消之渐，八益者言阴长之由也。生从乎阳，阳不宜消。死从乎阴，阴不宜长。阳长阴消，阳退阴进。阳来物生，阳去物死。所以阴邪之进退，由于阳气之盛衰。故《周易》三百八十四爻，皆卷卷于扶阳抑阴。盖恐其自消而剥，自剥而尽，而生道不几乎息矣。（此颇有删节，惟原意已尽此。）

景岳认七为阳、八为阴，与王、张两家不同，又别出"扶阳抑阴"四字，与马氏之"采阴补阳"同而不同。似此人异其说，将令学者何所适从乎？且如景岳之

---

① 马氏：明·马莳（15—16 世纪），字玄台，一说字仲华，浙江绍兴人。曾任太医院正文，对《内经》颇有研究，把《素问》、《灵枢》重新加以分卷和注释，编注成《黄帝内经素问注证发微》和《黄帝内经灵枢注证发微》各九卷。后者是《灵枢》最早的全注本。清雍正朝《浙江通志》称之为"医学津梁"。

说，阴邪之进退，由于阳气之盛衰，岂只阴能病人，阳不能病人邪？鄙意此处不能引《易经》为证。《易》以阳为君子，阴为小人，当然以阳为美，以阴为恶。若治病则不许以意左右。况《易》道剥而必复，正与《内经》胜复之理相通，岂有自剥而尽之理？人病固有不能复而死，复甚而死者，转是《易经》无剥极而消之事。然则七损八益之真意如何？鄙意以为只循绎本文前后，便可涣然冰释。一切聚讼，不能淆也。

七损八益为自然的

本节经文："岐伯曰：阴胜则身寒汗出，身常清，数栗而寒，寒则厥，厥则腹满死，能夏不能冬。阳胜则身热，腠理闭，喘粗为之俯仰，汗不出而热，齿干以烦冤腹满死，能冬不能夏。帝曰：调此二者奈何？岐伯曰：能知七损八益，则二者可调。不知用此，则早衰之节也。"是七损八益云者，调阴阳也。当注重"调"字，不当注重"用"字。如各家所言，则与"调"字不合。何以不合？仅循绎下文，便能知之。下文云："年四十而阴气自半也，起居衰矣。年五十，体重，耳目不聪明矣。年六十，阴痿，气大衰，九窍不利，下虚上实，涕泣俱出矣。故曰：知之则强，不知则老，故同出而名异耳。智者察同，愚者察异。愚者不足，智者有余。有余则耳目聪明，身体轻强，老者复壮，壮者益治。是以圣人为无为之事，乐恬憺之能，从欲快志于虚无之守，故寿命无穷，与天地终，此圣人之治身也。"为无为之事，乐恬憺之能，是圣人之治身。圣人治身，当然可以为法，以其能调阴阳也。然则调阴阳则在无为恬憺，无为恬憺，即后人所谓黄老学之精义。自今日学者言之，即自然主义。扶阳抑阴，采阴补阳，皆非无为恬憺。岂有抱自然主义之人，而无事自扰者哉？

释 "同出异名"

"同出而异名"，各家均不得其解。兹不复赘述各注，迳申鄙意。

《上古天真论》男得八数，女得七数，是八为阳、七为阴也。此处七八并言，自当与《天真论》同。所谓损益者，谓阳亢阴能损之，阴竭阳能益之。阳亢得阴则伏，是七之损八。阴涸得阳则生，是八之益七。在男女如此，在个体亦如此。试以病证言之。少阴病阳衰于外，阴争于内，则舌干而津液枯涸，以甘凉药润之，虽大剂连服不效，且胸痞愈甚，烦躁愈甚，得辛温大剂，则舌色反润，是阳能益阴之明证。煎厥之证，骨蒸潮热，当壮水以制火。水能制火，是阴能损阳之明证。火，阳也，得阴而伏。津液，阴也，得阳而生。阴生于阳，阳涵于阴，不能离而为二。故阳亢则阴竭，阴竭者阳必破；阴盛则阳微，阳绝者阴亦消。阳破者死，阴消者亦死。至阳既破，阴既消，则死局已定，非人力所可挽回。凡经文言死证者，皆此类也。

其未至于消、未至于破者，则为偏胜。审其何者偏胜，从而补救之，则医工之事也，故曰"调"。《内经》全书所言者，无非救济阴阳之偏胜。然此处七损八益之调阴阳，则有治未病意，故下文言圣人之治身。

阴生于阳，阳出于阴，此天然者也，不能以人力左右。惟感于风寒暑湿燥火而病，则当以药力救济。风寒暑湿燥火之能病人者，命之曰六淫。淫，不正当也。时序有不正当之六淫，中于人生之六经。六经应六气，本有定位。以不正当之气中于人身，则不当其位，阴阳之序乱，而偏胜之害见矣。若此者，当察其阴阳二气孰胜孰不胜，是为察异。此言人身既病之后，当其未病之先，未尝无阴阳，而不见有胜不胜者。为阴能涵阳，阳能生阴，二气本由一气而化，即前篇所谓"⚋生于⚊"，故曰"同出异名"。上工治未病，能知七损八益之理，故曰"智者察同"。粗工必待偏胜已见之时，然后衡量二者多寡而调之，故曰"愚者察异"。察异于已病，譬之渴而穿井，斗而铸兵，故尝苦不足。察同于未病，则葆其天真，故常处有余。四十起居衰，五十体重，六十阴痿，言其常也。尚有不及此者，皆因不知七损八益。老而聪强者，无他谬巧，在能知七损八益。然须知七损八益是天然的，非可以人力左右。惟乐天知命为得之，故曰无为恬淡，从欲快志于虚无之守。若此者必能尽其天年，其曰寿命无穷，与天地终。谓能尽其天年，非谓长生久视也。

群经见智录卷三

武进恽铁樵　　学
武进徐衡之
受业　金山何公度　参校
江阴章巨膺

《灵素商兑》第十六

《灵素商兑》之可商

余君云岫，以西医著《灵素商兑》。其《内经》之知识，较之寻常中医，不止倍蓰，诚豪杰之士也。晚近中医，本为最衰落时代，不知《内经》为何物者，几乎百人而九十九。夫治一种科学，必兼具他种科学之常识而后可。西人治学如此，中人治学亦如此。故《千金方》论大医习业，不可不深明天人之理。凡五经、子、史、天文、易学，皆医生所当有事。若《灵枢》《素问》《甲乙针经》《伤寒》《金匮》，尤为医生所必知，固无待言。乃自我生之初至于今日，举国视《灵枢》《素问》为绝学，无有一人能言其理者。当不佞二十许时，读《内》《难》《气穴论》《气府论》诸篇，辄为之头脑作胀，不但畏其繁，且不信万有不齐之经络，可以如此整齐划一为之说也。询之老于医者，辄摇头谢不知。嗣见业医者类奉叶天士《医案》《温病条辨》为枕中鸿秘，勉强读之，其不可解等于《内经》，后遂弃去。至戊戌而后，校中文课，偶涉五行，为教师所呵叱，从此绝口不言医，且耻言曾治中医。吾知国人与我同有此阅历者，当有数千人也。西学东渐而后，为西医者类勇猛精进，为中医者类故步自封。即有好学之士，亦不知从何处着手，则废然思返，或弃本业而入学校，或讲酬应而图诡遇，此中情形，本书无缕述之必要。总之，吾国医学，自古迄今，未见有根本解决之著作。所以然之故，我国人多崇古之习惯，少独行之魄力。《灵素商兑》应时势而产生，本篇则应有之反应也。

自一孔之见言之，《灵素商兑》所言者，未能抓着痒处，即《商兑》亦有可商之处。兹为避繁就简计，仅摘录《商兑》中数句及其中坚之一节。虽摘录，非有所趋避，吾欲说明《灵素商兑》无损于《内经》，亦非于《商兑》加以诋毁。至于余君云岫，与不佞在商务书馆同事数年，虽无交情，亦绝无恶感。今兹所为，尤非对人问题，此则所当声明者也。

《灵素商兑》论阴阳五行云："通观《灵》《素》全书，其为推论之根据、演绎之纲领者，皆以阴阳五行为主。故阴阳五行之说破，而《灵》《素》全书几无尺寸完肤。岂惟《灵》《素》，岂惟医学，凡吾国一切学术，皆蒙阴阳之毒；一切迷信拘牵，皆受阴阳五

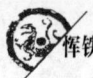

行之弊。邪说之宜摈也久矣。"

循绎此节，无他意义，不过深恶痛绝阴阳五行。致连及一切迷信拘牵，则所包者广，其语亦不为过，且看他下文如何说。

又云："自古文化未开，人民崇信鬼神，故治天下者神道设教。欧西医术出僧侣，中夏医术出于阴阳家，环球一辙，为人类进化学术发达之公路，由之而莫能离也。《素问》云：古者治病可祝由而已……古者医字从巫，此皆古代医出于阴阳家之佐证……《灵》《素》之渊源，实本巫祝，宜其笃守阴阳五行之说而不悟也。"

此节言阴阳家为古代之巫，《素问》所从出，故《素问》不可为训。然引《素问》"古者治病可祝由而已"一句，实与事实相反。

又云："夫所谓阴阳者，犹物之有表里动静，动植男女之有雌雄，磁电之有反正，化学之有酸碱。凡物性相反者，皆得名之。其用止此，非有神妙不测之玄机。自阴阳家言之，遂为不可思议之种子。《素问·阴阳应象大论》：'阴阳者，天地之道也，万物之纲纪，变化之父母，生杀之本始，神明之府。治病必求其本。'是彼所谓阴阳者，神秘不可思议，为造物之玄宰……彼空气者，扩布于地面，属之阳乎阴乎？空气近地者浓，远地者薄，将谓薄者为阳，浓者为阴乎？藉曰是也，则如酸素盐素之类，属之阳乎阴乎？此可知阴阳之说，与其纲纪万物之法，至谬误疏漏，不足

206

为精审学术之根基也，明矣。"

上节言阴阳不过表里雌雄、反正酸碱，凡物性相反者是。自阴阳家言之，遂神秘不可思议，为造物之玄宰，又纲纪万物之法无标准，谬误疏陋不可为训。

其《五脏六腑》节云："《素问》五脏有定义焉：'所谓五脏者，藏精气而不泻也，故满而不实。六腑者，传化物而不藏，故实而不满。'此其谬误。凡稍知生理解剖者，皆能晓然。今为逐条驳之。肝者，乃为胆汁尿酸糖质之制造所也，又有消灭门脉血液毒力之用。细检其结构，有胆汁细管发自肝细胞，而开口于胆管，所以输送胆质于胆囊也。是则肝也者，摄取由肠管而来之诸材料，制成胆汁，泻之于胆囊，更由是而泄之于肠也。藏乎泻乎？彼不知肝之医化学作用，又徒以肉眼检查，其解剖不能得肝胆联络之路之有胆汁细管，遂意其藏而不泻。在古人科学未明、器械未精，无足深怪。至于今日而又墨守旧说，而只敬之曰是《灵枢》《素问》之言也，精粗细密是非之莫辨，妄人而已矣。"（余脏从略）上节为西国解剖学，以证《内经》之非，此为《灵素商兑》一书之中坚。余所录者，虽简之又简，《灵素商兑》全书之旨趣已无遗漏。则请申说不佞一孔之见，殊不自知其有当焉否也。

上所录者共四节。第一节羌无故实，谓阴阳五行为邪说，久宜在摈斥之列。第二节谓《内经》渊源于巫祝，故笃守阴阳五行诸邪说，此却不可不辨。邪者，对于正而言，苟无正则邪者且不见其为邪。是故欺人敛钱者为邪，有根据、有理论、有效果，志在利济者为正。若云中西医比较，中医为邪，则正如五十步之于百步，下文详之。祝由，《内经》无之。《内经·移精变气篇》"黄帝问古之治病，惟其移精变气，可祝由而已。今世治病，毒药治其内，针石治其外，或愈或不愈，何也？"此其意本在讨论毒药针石，非讨论祝由，甚为明显。医出于巫诚然，然亦不足为病。《内经》固为纯粹的科学，不言祝由，即祝由亦未便是邪。古之祝由，初非现在之辰州符治病，大约《尚书·金滕》一篇是其真相。在今日学理可以比似者，为心灵学。梁任公《新大陆游记》中，教士治病一则亦是此类。即现在愚夫愚妇求仙方有效者，亦是此类。天下事固有乍视之全不中理，而有精理可供研究，未许一笔抹煞者。第三节阴阳为表里动静、男女雌雄是也，云自阴阳家言之，遂为不可思议之种子，为造物之玄宰。其意若曰，阴阳遂为迷信之癥结，此须分别言之。术数之学，预言休咎，诚可谓阴阳为不可思议之种子，《内经》则不然。自古言天者，其一为有意志之天。天能视能听，有大权，能作威福。儒家有此天，耶教、释教均有此天。所谓神道设教，可以命之曰宗教家之天。第二为无意识之天，可以测算，可以研究。天行祸患，可以人力胜之。中西算学家、天文家均是此天，可以命之曰科学家之天。《内经》所谓万物之纲纪，变化之父母，乃属后一种的。试观全书用时序说天，用五行六气甲子说天，用星辰缠度音律说天，皆所以谋抵制天行之酷虐。全书无一语涉及迷信祸福，为纯粹的科学之天，此其显明，凡读《内经》者皆能知之，而余君必以为神道设教何也？至云万物之纲纪，变化之父母，此不为误，盖言生理之神秘也。地球有昼夜寒暑，然后有生物，无昼夜寒暑，即决无生物。阴阳者，质言之昼夜寒暑耳。然则阴阳不为万物之纲纪，何者能为万物之纲纪？阴阳不为变化之父母，何者为变化之父母？至于生理，确有神秘。今日中西医皆立于同等地位，皆未能勘破此神秘也。例如《素问》云"风生木"，《灵素商兑》驳之曰："木之生也由种子，种之生也由胎孕，孕之成也由雌雄蕊之交。雌雄蕊之相近者，自为交接。其隔远者，或因蜂蝶，或因鸟，或因风。是风者，不过诸媒介中之一种，焉得以生木之功全归之？"《内经》"风生木"，原不如此解说。风是六气之一，木是五行之一，皆以配四时之春，故云前文已言之。今《商兑》有此语，可即借以证明生理神秘有不易勘破者。今试设问曰：雌雄蕊交何以能生木？则必曰：譬如动物之结胎，由于媾合，精虫与卵珠相合而成胎。问精虫之组织若何？卵珠之组织若何？二者化合而成胎，能否用人工制造精虫卵珠，且不由媾合而成胎？藉曰：不能。何以故？余虽不明医化学，可以断言西医当谢不敏也。然则西医言生理，至精虫卵珠而止，犹之余之太极观，至太极而止。二五一十，让一步说，亦不过五十步百步之别。如云西国医化学精密，《内经》粗疏，如阴阳无一定标准，为谬误疏陋，不足为精审学术之基础，此亦不然。《内经》之阴阳，其妙处正在活变。死煞句下，无有是处，此颇不易说明。中国学术皆有此种境界。譬之文字，西国有文法，有修辞学，中国无之。且习中文者不以程序，西文则由浅入深。然中文固自成为一种文字，亦自有其法度。自其浅者观之，亦何尝不谬误疏陋？《内经》之阴阳，固与文字蹊经不同，但初起疏节阔目，入后法度森严，正复与文学者相似也。至于五脏以西国解剖为言，何尝不是？然自我视之，《内经》壁叠峻整，初不因此摇动其基础。盖《内经》之五脏，非解剖的五脏，乃气化的五脏。例如病者口味咸，属之肾；味苦，属之心；味甘，属之脾之类。又如面色赤，为火，属之心；黑，为水，属之肾之类。其言病证，如心热病者先不乐，数目乃热，热争则猝心痛，烦闷善呕，头痛，面赤无汗，此其为病，亦非解剖心脏而知之病，乃从四时五行推断而得之病。故下文云：壬癸甚，丙丁大汗，气逆则壬癸死。此其推断死期，亦非解剖的心脏与干支之壬癸、丙丁有何关系，乃气化的心脏与壬癸、丙丁生关系也。故《内经》之所谓心病，非即西医所谓心病。西医之良者能愈重病，中医治《内经》而精者亦能愈重病，则殊途同归也。如云治医学不讲解剖即属荒谬，然吾即效《商兑》口吻，谓治医学不讲四时寒暑阴阳胜复之理即属荒谬，亦未见《商兑》之说独是而吾说独非。《商兑》自叙又云："《灵》《素》杀人四千余年于兹矣……毒有过于盗贼虎狼兵戎刀锯汤火枪炮者矣……
儒螫①于思孟，医锢于岐黄，凿空逃虚，不徵事实，
其中毒久矣。不歼《内经》，无以绝其祸根……其学
说理论大谬，无一节可以为信……自岐黄而降，阐发
《灵》《素》代有其人。扁鹊、仓公、仲景、华佗，瞽
说充栋，皆为近世旧医之城社。顾独掊击《灵》《素》
何也？曰：堕其首都也，塞其本源也。"此则未免盛
气虎虎，余总不愿反唇相稽。以吾撰著此书，目的在
使今之中医先对于自己的学说了了，然后吸收他国新
文明，固非反对西医而为此书，亦非欲使中医以《内
经》为止境而著此书，则吾何谓作村妪之骂人哉？
《灵素商兑》既如此仇视《内经》，则吾有一问题，愿
与著《灵素商兑》者一讨论之。若不吝教诲，非敢请
也，固所愿也。事理有正必有反。证之学说，孔子圣
人也，其学说至今日有讨论之余地；杨朱讲利己者也，
其学说至今日亦复有研究之价值。故学者有恒言曰：
善恶为相对的，非绝对的。如谓孔子之学说不许讨论、
杨朱之学说不许研究，此为专制时代矮屋中功令。著
者东国留学生，何由如此？何以《灵素商兑》对于
《灵》《素》只从不善方面着想？如《灵素商兑》之
说是不许天下后世有研究《灵》《素》之人也，先入
为主，于其所不知者不加思索而奴视之，非学者态度。
仓公、仲景皆瞽说，是古人皆冥顽不灵者矣。此种语

① 螫（zhōu）：乖；悖。

调毅然公布，略不犹豫，其自信力之强，为不可几及。
余谓《灵素商兑》之本身有可商者此也。

结　论

《内经》有种种不可解之处，苟不能活看，即不
能得圆满之答语。例如东西本无定位，而《经》言
"东方生风"。赤道之北，北寒南热；赤道之南，北热
南寒，而《内经》则言"南方生火，北方生寒"。凡
此似乎知识上有错误，然不足为病。《内经》固言圣
人南面而立，前曰广明，后曰太冲，且北政南政，其
诊相反，则固未尝教人死煞句下。又为无为乐恬淡，
为养生之极则，其意则在法天则地，与天地合一，故
可译之为自然。自然云者，谓各如其环境，如其性情，
不事勉强，不自暴弃。此中原有学问，不仅医理。故
曰：圣人之养生，不知此理，而为无病之呻吟、过度
之斫丧。及张景岳之扶阳抑阴，马莳之采阴补阳，皆
为庸人之自扰。又如不问环境如何，妄欲实行无为恬
淡，卒之愈无为，愈不能恬淡。养生之方愈多，戕贼
性灵愈甚，亦均之庸人自扰而已。又如阴阳二字，虽
为《内经》之总骨干，而无标准可循，无界限可见。
三阴三阳为定位，而阴中有阳，阳中有阴。寒阴热阳
为定例，而有真寒假热，假寒真热。所以能用药无疑
者，全在天时之囚王，与脏腑之配合，脉色之所著，
证候之所见，复求病人之所感觉与其平日之所嗜好，
交互比较，逐层推勘，去其众假，得其一真。此所谓

活法在人，故岐伯曰："阴阳者，数之可千，推之可万。万之大，不可胜数，然其要一也。"其在人者亦数之可数。

吾言治医者不当以《内经》为止境，闻者将谓吾夸，其实非夸也。西医之生理以解剖，《内经》之生理以气化。譬之养花种树，取花与树之果、核、根、荄、皮、干、蒂、萼、须、瓣，逐节研究其组织，以求其生理，此解剖者之所为也。辨花与树之土宜，不违天时，调其冷暖，去其害虫，时其灌溉，以遂其生长，此气化者之所为也。知其一不知其二，其道有时而穷，此不以《内经》为止境之理由一也。且即就气化而言，若何能知天时、辨土宜？则天文有学，动植有学，地文地质物理有学，此不以《内经》为止境之理由二也。古者医出于巫，故《千金》言："大医习业，须精星命卜筮之术。"星命卜筮不足学，若今日者，则有解剖学、生理学、病理学、组织学、胎生学、心理学，皆贤于迷信家言万万。纵不能深入，苟一涉其藩，亦当贤于古人，此不以《内经》为止境之理由三也。若夫号称中医，于《内经》之学理全未领会，是于自身未能了了。乃采用一二种西药以自炫，如阿司匹林发汗、爱梅丁治痢、卡四卡拉通大便之类，而嚣然自得，以为能改良中医。此则不但本书绝对不承认，西医且笑存之。又不但为西医所笑，若技止于此，则吾中医当去淘汰不远矣。

课 艺 选 刊

恽铁樵　孙永祚　答问

刘仙菊　孟凡红　整理

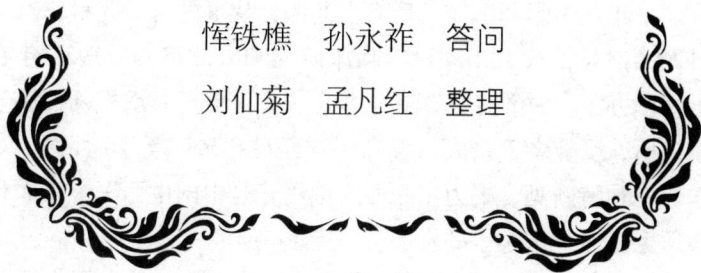

内 容 提 要

恽铁樵（1878—1935），名树珏，字铁樵，别号冷风、焦木、黄山，江苏省武进人，是近代具有创新思想的著名中医学家。早年从事编译工作，后弃文业医，从事内科、儿科，对儿科尤为擅长，致力于理论、临床研究和人才培养。1925 年在上海创办了"铁樵中医函授学校"，1933 年复办铁樵函授医学事务所，受业者千余人。著有《群经见智录》等 24 部医学著作，有独特新见，竭力主张西为中用，是中国中西医汇通派代表医家，对中医学术的发展有一定影响。

此书系"铁樵函授中医学校"教材之一，其主要内容为学员就《素问·热病论》云"人之伤于寒也，则为病热""营卫"以及"中医学改良之途径"等问题进行讨论阐述，且每位学员论述后均有恽氏及时任铁樵函授医学事务所教务长孙永祚之评述，以此为各地学员提供一个相互学习、共同研究的园地。其后还附录试题二卷，以供学员学习。

本书依据《铁樵函授医学讲义二十种》1933 年铅印本点校整理。

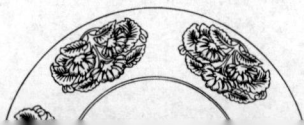

目录①

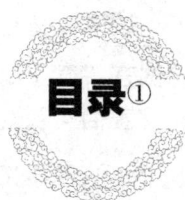

① 原书没有目录，为了便于查阅，整理者增加了此目录。

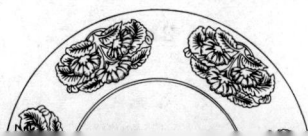

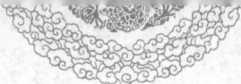

《素问·热病论》云："人之伤于寒也，则为病热"，试申其义

陈幼勤

民之疾病，与岁序气候有密切之关系。春夏秋冬，岁序之递转不停，寒热温凉气候之变化无常，无论何时何地，六淫之邪常弥漫于两间，随时随地皆足乘虚中人而为病，（"虚"字指人之躯体内部有弱点者而言，故邪得乘之而为病，由其抵抗不胜也。）病者以冒寒为居多。寒邪一经中人肤表，初时第一步，太阳最外层受病，体温起反应，集表驱逐寒邪，因此发热，是为热病。顾热病起于感冒寒邪者，四时皆有，春有热病，夏有热病，秋有热病，冬有热病。冬之热病，是固伤于寒也。春夏秋三时之热病，大多数亦由触着寒气而得者。太阳既受寒，体温即集表而发热。故《内经》曰："人之伤于寒也，则为病热。"然则冬之热病是伤寒，春之热病仍是伤寒，夏之热病、秋之热病依然是伤寒，故《内经》又曰："凡热病，皆伤寒之类也。"但六淫之邪，皆能伤人而为热病，不独寒已也。《经》云："伤于寒，为热病。"原其因之所自，用此以作提纲，而包括一切发热之病而言也。长沙著《伤寒论》，自言"撰用素

问。"观《伤寒论》中创立辨证、诊断、处方、治疗诸法，皆总括一切治外感病之诀也。就伤寒广义言之，长沙以"伤寒"名书，是亦用"伤寒"二字作一切热病之提纲，求其立法之义，与命名之意，可以不言而喻。王秉衡曰："伤寒，外感之总名也。《伤寒论》，总论外感之书也。"旨哉，言乎！按《内经》所谓热病者，统温病、伤寒而言之也。《伤寒论》所立之疗法，亦统温病、伤寒而治之。后人妄为区别，谓《伤寒论》方可以治伤寒，不可以治温病，因而捏造谬说曰"伤寒邪从皮毛入，温病邪从口鼻入"。擅立治法曰"伤寒下不厌迟，温病下不厌早"。种种谬妄，信口开河，举世奉为玉律金科，而莫知其非者久矣。吾愿今之业医者，请拨暇一读《温病明理》，当能恍然明白于一切热病之原理，并可以知古人"伤寒"一名词，广义是包括一切热病而言，犹今俗之所谓"外感病"，亦即西医统称之急性传染者也。（陈君所作诸篇均佳，以阻于篇幅，仅选此篇，其余割爱。编者附识。）

此卷好处全在能勤求古训，将来必成高手。余藏有《周氏医学丛书》，竟未能全读，愧对陈君多矣。昌黎谓"师不必贤于弟子"，信有其事。第二学期中讲义《病理各论》"疟疾篇"及《温病明理》所附十二经络简明诊法，论荣卫、三焦，亦皆创作，吾知吾同学读之，必有能益我如陈君所为者。

铁樵

试言"营卫"二字之正确解释

刘伟通

食物由口腔入食道至胃肠，经消化作用而成糜粥；其渣滓由肛门排出，为粪块；其精华之一部分则由小肠之内壁吸收入血管，由血管输送躯体各部，以为滋养，谓之营。

氧气由鼻孔入气管，至肺入血，周行全身，在各部组织脏器，遇食物中精华之别一部分，化合而成碳酸气，仍由血带回，由肺呼出。此化学作用，系一发热作用（Oxidation），因此作用在任何部分，刻刻发生，故全身皆温，谓之卫。

以组织学言之，人体皆由细胞组成。然细胞之生命有限，故必须摄取营养物，而使同化于躯体，而排除老废成分，以为新陈代谢之资，故曰营。

细胞之一切机能，如营养机能、生殖机能、动作机能等，皆须于适当温度始能生存，若温度太高或太低，则细胞失去其机能，不复有生活之力，故曰卫。

国医云："荣行脉中，卫行脉外"，以体言曰血气，以用言则曰营卫，与西医所言不约而符，足见学术在于实事求是，若能融会而贯通之，固无中西之别也。

以新法诠明旧说，是今日改良国医之正轨。 永祚

今后中医学改良之途径

刘伟通

　　余习西医之余，研究中医之志不怠，今得函授之机会，读"今后中医学改良之途径"而有感，如鲠①在喉，以一吐为快也。夫医学者，治病之学也，同是治病，何有中西之分？缘今之学医者，不能从无字处观察其起点，但以先入为主，惊中西医学之异，而不求其同，于是中西医学遂界若鸿沟。无怪今日中医之衰败，日趋于消灭之危机，即近代西医之苦求，并未见若何之进步，此皆由于业医者一孔之见、偏执之论，有以致之也。吾以为西医医理虽精密，其方法确有可讨论处；中医药效虽显著，其原理实少有研究之者。欲求西医之进步，则习西医者须知中医约略之内容，并以化学方法研求药验之原理；欲求中医之改良，则习中医者当具西医普通之知识，并以科学之精神，整理国医之精髓。今请就此二端推论之，西医而知中医约略之内容，则能选择医学中之国粹而加以研究，未必不能有所创见。中医谓"肝主怒，胆主决"，西医

---

　　① 鲠：明·李时珍《本草纲目·鳞四·鱼鲹》："鱼骨曰鲠，曰刺。"

无此说也，然就吾人实际经验，人多有于非常情感激动之后而发黄疸者，西医若能就此悉心探求，或有相当结果也。自西医创内分泌（Internal secretion）之说以还，始知一脏器之内分泌有影响及全身各脏器者，由此可知内分泌功用之杂，各脏器相互关系之切，若仅就解剖尸体所得，谓已尽窥其秘密，实犹未可。《伤寒讲义》中所言"内景"、"势力"之说，亦即指此。如是则中医就体验而得者，更未可遽弃也。

日本医学之所以迈超英法，因日医之能以中国之药效为凭藉也。此已于《生理讲义》中言及，无用赘述。于此可见，吾国西医之当如何注重药物之研究。吾读日医陈继武所编《中西验方新编》，叙言有云："试取西医之药物学细勘之，其所言性质与中医相符者，殆居十之四五。他如麻黄发汗、半夏止呕，西医所无，而其效则甚著。又如阿胶止血，为德医所发明，而我国早用以治经产劳损。铁质补血，为西人之新说，而我国久用以疗黄疸。"如此之类，亦复不少。古人研究之精深，殊令后人惊异。然今之西医多诋諆中医，视为毫无价值，弃若敝屣，殊可惜也。今者从事中医药效之研究者，不只日本，美国亦然。美国最著名之哈佛大学中，有化学教授多人组织一团体，专事研究中医药理。吾校中有陈姓者，悉心研究麻黄，时近十载，析其成分，加以精制，以为新药，曰 Ephidrin，其功用与西医之 Adrenalin 相同，而效验则过之，现代西洋生理学教科书上多言及之。然在国中有如此精神者，能有几人？愿国人亟起直追，庶几国粹弗尽为外人利用也。西医当知中医之学说，反之，中医亦当知西医之学说。夫一学说有其长处，亦自有其短处，取人之长，补己之短，学问始有进步，医学何独不然？《生理讲义》所言"知己知彼"，实唯一沟通中西医学之道也。吾以为今日中医之最大弱点，在无科学精神。中医之自命为"抱残守缺，抵死不服从西医"，即由于此；"受西医排斥，而不能为有条理之议论，以自申其意"，亦由于此；"甲医说伤寒，乙医说温病，丙医说湿病"，亦由于此。《内经讲义》所言"中国人治学为太极式的，西国人治学为宝塔式的"，此语虽含至理，亦中医之所以难成一科学，因科学者，"有阶级可循，持之以恒，尽人可造就，"而非"混混沌沌，不知经几何年月，而忽然判分两仪，从此四象、八卦，包罗万象者也。"由今之道，欲与中医学，其惟兴办学校；欲办学校，须中医科学化；中医科学化，第一步即在整理残编断简中之医学真髓。换言之，即使中医成一"宝塔式"之学说也。《脉学讲义》第一页所言"中医书是向来凌乱无次的，若要使他有些次序，委实非九牛二虎之力不可"，可知中医确可整理，因"九牛二虎"非人力所不可及。若自今日起开始工作，则十年、五十年、百年后，当有完成之一日。若谓非"九牛二虎之力不可"，而始终以"太极式"之方法授医、习医，是无科学精神也，如此则不论中医本身之价值如何，中医恐难以自存也。读简章中恽先生有言"必得明了我的旨趣，然后我们精神打成一片"，故敢直言，愿先生教之。就上所论，中西医家若能如此互相切磋，以逐渐臻于美善，则将来之医学，当无中西之分，因在一个真理中追求，实无产生两个医学之可能也。

中国医学有其特性，犹中国文学之有特性，以西洋文法条理中国词性，如《马氏文通》所为可也；若必模仿西文，制造怪字，以做白话及无韵诗，则不成其为国文。是故改良国医，但可取西洋学说，诠明旧法而止；若必以科学为绳墨，使国医概括以就之，亦复成何国医？　　　　　　　　　　　　　　　永祚

试言"营卫"二字之正确解释

孙诜伯

人身营卫二气相须为用，乃奉生之要件，一有偏胜，则发生变化，而疾病随之。《内经》谓："营卫流行，荣周不息，灌溉经络，长养百骸。"其重要如此，然营卫究是何物，则历古医家解释，无非曰"营为血，卫为气；营行脉中，卫行脉外；营出中焦，卫出下焦。"此解释虽本之《内经》，读者仍模糊而不得其

正确。惟建德周澂①之本《内经》"营卫为精气"之说而释之曰:"卫气者,热气也。凡肌肉之所以能温,水谷之所以能化者,卫气之功用也。营气者,湿气也。凡经隧之所以滑利,发肤之所以充润者,营气之功用也。"则"营卫"二字似已有正确解释,然窃以为尚未明畅其义。今本铁樵夫子《医学讲义》而申论之,曰:卫何以谓之热气?即由血所产生之体温,对外界寒暑有抵抗力。所以名之曰卫者,有护卫之义。是故卫气强则外界寒暑不易侵袭;反之则卫气乏抵抗力,寒暑易袭而病生矣,如是者谓之"卫气"不能卫外。至若营之所以谓湿气者,即血液中淖泽之气,对躯体脏器有润泽之功。所以名之曰营者,有滋荣之义,是故营气充则躯体脏器健全,外邪亦不易压迫;反之则躯体脏器枯索,外邪易以压迫,而憔悴之形容见矣,如是者谓之"营不内守"。此"营卫"二字之真谛。然营卫二气果何自来乎?据《营卫生会篇》:"谷入于胃,以传于肺,五脏六腑皆以受气,其清者为营,浊者为卫。"准以"饮食入胃,取汁变化而赤,是为血"之例,则营卫二气的确皆从血所生,"同出而异名"即是营卫自出之注解。第营卫二气虽生自血中,而血之功用却赖之以显,故有卫气则血行成轴,不至遇寒

---

① 周澂:周学海,字澂之,　作澂之。清代安徽建德人,医学家。

而凝、遇热而沸；有营气则血液淖泽，灌溉经络，滋养百骸，是血之所依赖，即是自己产生之营卫。故欲定"营卫"正确解释，当就其体用言之。言其体，则营者实为血中所生润泽之气，卫者实为血中所生温热之气；言其用，则营有滋养之功，以滋养经络及百骸；卫有调摄之能，以卫护寒暑之侵侮者也。

周氏之说，鲜有能引者。足下读书之多，即此可见。

永祚

试言"营卫"二字之正确解释

宋仁甫

营卫二者皆胃中水谷精气所生，诸家或指气血，或谓气之外别有其物。余考之《内经》，人受气于谷，谷入于胃，消化为二，一曰营，一曰卫。卫乃水谷之悍气也，其气剽疾滑利，行于脉外，先走四末，以温肌肉，肥腠理；其功用能抗御外邪，故曰卫。卫者，所以卫外也。营乃水谷之精气也，较卫气和平，行于脉中，先营四末，以润五脏六腑；其功用在滋养百骸，故曰营。营者，所以守内也。唐容川氏谓："营守于内，如将之安营，卫御于外，如兵之护卫"，实与经旨相合。惟营卫二气周流不息，阴阳相贯，如环无端，常相依而不能相离，相依则生，相离则死。故析言之

228

曰营气、卫气，统言之则曰人身之精气，即古人所谓"真阴、真阳"，人所恃以生活者也。准此以谈，营气者，乃营养人体生活机能湿气之代名词；卫气者，乃保卫人体生活机能温气之代名词也。自来诸家议论纷纭，莫衷一是，今本《内经·营卫生会》之旨及命名之义，略为解释，庶几比较正确，可以无疑矣。

严冬冱①寒，以手搏雪，先则感觉寒冷，继则感觉轰热，是何理由？试略言之。

前人

人体各部之组织，皆有自动之抵抗作用、自动之救济作用。何谓自动？即不由意志命令而自然动作，如心房之弛张、肠胃之消化、汗液之排泄等等，皆谓之自动。何谓抵抗作用？如皮肤遇寒则收缩，遇热则疏泄，此之谓抵抗作用。何谓救济作用？如饮食入于肠胃，或过饱难化，或外邪侵入，则胃之救济为呕吐，使不化者由上而出；肠之救济为泄泻，使为害者由下而出，此之谓救济作用。例如严冬冱寒，以手搏雪，先则感觉寒冷，继则感觉轰热，亦体工自动之救济作用也。问：手搏雪何故先冷？则因冰雪之冷外袭，取固有之体温而代之，固有之体温退避而却行，故冷。问：何故热？则因体工之救济，必藉血之奔集，故救济之处即血聚之处，血聚之处，体温超过适当之量，

---

① 冱（hù）：冷的意思。

遂感觉轰热。此所谓自动之救济作用也。由此推之，则凡人体各部之组织亦有不适之处，或恶寒发热，或呕吐汗出，甚至腹痛下利，皆为自动之抵抗作用、自动之救济作用。医者审症处方，须顺体工自然趋势，当汗则汗，当下则下，不能逆其势，庶可以操万全之术矣。

《生理讲义》中"中医学改良之途径"一段，诸同学读后有何卓见？试略述之。

前人

读恽师《生理讲义》中"中医学改良之途径"一段，论中医当与西医化合，所谓化合，即吸收之谓，非舍己从人。譬之流水，汇众流以为江河，而各从其源；譬之树木，吸肥料以荣枝叶，而生机在本。其明见卓论，迥非维新派中医所能道其只字。然余犹有不能已于言者，窃谓中西医学各有短长，宜相辅而行，中医之长在药效，西医之长在病理。例如虎列拉（霍乱的旧称）、脑膜炎各种疫病，其推详病理及验菌方法，中医实不如西医；然就治疗方面观之，不讲寒热，不分虚实，结果多不良，西医又不如中医。犹忆去年秋，吾舒发生虎疫，七日之间，日死十人，谈虎色变，人人自危。其时梁总指挥军队来舒，内有中下级军官及兵士十余人同染虎疫，吐泻交作，肢冷脉伏，经本军后方医院注射西药皆不效，后延余诊治，分出寒、热两种，以挽正回阳法及黄连解毒汤，加减分治，结果皆愈。又如高丈季茂，亦染虎疫，吐泻激烈，初延某中医治之不效，后改延西医注射盐水针逾量，亦不效，最后经余诊治，用黄连解毒汤，出入加减，一剂而吐泻止，三剂即痊愈矣。又如许欲无兄之子，今春染脑膜炎症，初起形寒发热，旋即呕吐，头痛如劈，神昏谵语，颈项强直，目上窜，口燥渴。初延某西医诊治不效，又改请他西医注射血清亦不效，西医谢绝；病家惶急，不得已，乃邀余一诊，以尽人事。余用桑叶、滁菊、羚羊、钩藤、胆草、川连、生石决、天竹黄、胆星、竹沥之类，熄风清热，化痰通络，一剂而神志清醒，三剂而颈项柔和，嗣后本此方加减，十余剂而全愈矣。诸如此类，就余个人经验，不胜枚举，姑述一二，聊为佐证。总之，西医之长处，自不可及，然其治疗方面，实尽美未能尽善。换言之，西医如欲替代中医，非改良不可。至于中医苟欲长久存在，亦必吸收西医之长，以产生新中医。善夫，褚民谊先生有言曰："中医要研究西医，西医也要研究中医。"此语与恽师"化合"之论相同，与余"相辅而行"之说亦不谋而合矣。

　　载之空言，不如见之行事之深切著明。　　　　永柞

试言"营卫"二字之正确解释

张仲纯

　　从来注家解释"营卫"语多含糊，不足为训，及读师著《伤寒按》暨陈君课卷，释"营为血中生出来的润气，即是血浆；卫为血中生出来的热气，即是体温"，营卫之精义始显，何也？上符经旨，旁合西说，故也。经不云乎，"营者，水谷之精气也。……卫者，水谷之悍气也"，可知营卫之生产物必为水谷，既为水谷，于是西人所谓造组织食品及造热力食品，遂与营卫之来源不谋而合矣。考西人分食品为有氧质、无氧质二类，有氧质主构造组织，称造组织食品；无氧质主供给体温与体力，称造热力食品。此类食品既经消化，直接或间接胥吸入血管，然后造组织者，与血中液体成分之血浆混合，营渗透作用，而造组织之功始显；造热力者，与血中固体成分之赤血球和合，营燃烧作用，而造热力之效始著。此血浆之所以成其用，与体温之所由生，皆赖食品为来源之真谛，亦即经云"营卫为水谷之气"之实据也。且"营"兼"营养、营造"之意。求能营养与构造夫组织，又为水谷之气所生者，躯体中固舍此营渗透作用之血浆而靡它。"卫"含捍卫、护卫之义。求能捍卫外邪与护卫夫躯体，又为水谷之气所化者，人身内尤非此经燃烧产生之体温而莫属。然则释"营为血中生出来的润气，即是血浆；卫为血中生出来的热气，即是体温"，其谁曰不宜？

用西说阐明经义，最是吾侪所宜从事者。　　永祚

《素问·热病论》云"人之伤于寒也，则为病热"，试申其义

陈道卿

外寒袭躯体之表层，体温起反射则病热，是为伤寒。然不限于冬令如此，盖四季有非时之寒，人事有劳作汗出当风、冷浴之变皆可为寒所伤，皆可成为热病。是以冬可伤寒而病热，春亦可伤寒而病热，即夏秋亦无不可伤寒而病热，故曰"人之伤于寒也，则为病热。"复次虽皆伤于寒，而不胥名之为"伤寒"，而名春之热病为风温，夏之热病为暑温，长夏之热病为湿温者，何也？虽皆异其名，而又复统言之者，何也？曰："是有深意存焉。统言之者，病名虽异，求其所伤则同，示人有系统可循也；异名之者，人身抵抗有强弱，寒邪进袭有浅深，示人从时令以定名，即从名以异治也"。

论四时热病，可谓简当。　　永祚

《素问·热病论》云"人之伤于寒也，则为病热"，试申其义

李阆侯

　　夫阴胜则寒，阳胜则热，乃阴阳胜复之理，科学家所谓反射动作也。考《热论》，黄帝以热病起问，而岐伯对以"人之伤于寒也，则为病热"，是言人之伤于寒气，而阳气怫结，因为热证。古来注家类多含混不明，未得释然者也。仅就本讲义所得而申论之。盖外寒侵袭躯体最外层，玄府因疏泄而开，因抵抗而闭，当其疏泄未已，寒气又袭之而闭。然寒则已入，因寒入，故体温、抵抗力一时失其效用而退却，于是洒析恶寒，此阴胜则寒也。于是营血与卫气同时起反射作用，奔集外层，驱逐外寒使出，此时已入之寒被营卫格拒于里，不得深入，复被玄府固闭于外，不得逸出，遂成相持之局。而营卫因驱此外寒不得，则全身所有者继续奔集于外层，遂成壮热，此阳胜则热也。是则阳胜而热，从阴胜而寒来。冬令天寒，人应之以太阳，即躯体最外层，伤于寒则阴胜，阴胜例无不复，复则阳胜，阳胜则病热。凡阴阳偏胜不能复者，即热之而热，寒之而寒，惟死体为然，生物则不然。验之于人体，则灼然明显。严冬沍寒，以手搏雪，先则感

觉寒冷，继则感觉轰热，此其理也。盖先觉寒冷者，因冰雪之冷外袭，掌与指固有之体温不能抵抗，既退避而却行，故奇冷；继则以其肢体一部分气血失调，须臾之间全身体温起救济作用，奔集于两手，冷者因而转热；热气所至，营血随之，以其初则遇冷太暴，此时奔集两手之体温过于平时适当之度，反觉火热如炙。物理反动力之强，因原动力强而来。两手如此，至于全体，其理同也。寒伤躯体最外层，太阳受病，体温起反应则发热，是为热病，此单言冬之热病因伤于寒也。然则春之热病、夏之热病与秋之热病，究属何气所伤？观《热论》上文云："凡热病者，皆伤寒之类也。"是可知冬伤寒则病热，春伤寒亦病热，夏秋伤寒依然病热。惟冬病热名伤寒，春病热名温病，夏病热名暑温，长夏病热名湿温，所以然之故，主时之经气不同。春夏秋冬有生长收藏之作用，人体应之，其在不病时已截然不同也，春为风，故春病热者名风温；夏为暑，故夏病热者为暑温；长夏为湿，故长夏热病者曰湿温。其病本是伤寒，因时令之异而兼六气之化，故命名如此也。

以不病论病，最为精义。   永祚

试言"营卫"二字之正确解释

罗梓棨

营卫者，经曰"营行脉中，卫行脉外"，此但指营卫循行之路径，而未明言营卫为何物。今欲明何者为营卫，当先明何者为脉。夫脉者，脉管也，脉管中只有血，固无所谓营也。营为血中之精气，即钱潢①所谓"营为血中精专之气，血在脉中，随经气而流贯，滋养夫一身者也。"准此，营为血之用，非血之体也。"卫"即保护防卫之义，讲义所谓"所以保卫躯体者"也，是卫亦居气之名，而非气之实。"营卫"二字，乃气血中所表现之功用，古人直以"气血"二字解之者，殆非是。独《难经》云："血主濡之，气主呴②之。"此与讲义所释"卫为体温，营为血液中渗出之润气"，其意义正复相似。《难经》所谓"濡、呴"二字，实即"营卫"二字也，盖濡者，湿也，即

---

① 钱潢：清代医家，字天来，虞山（今江苏常熟）人

② 呴：多种版本的《难经》原文均为"呴"，但现代中医论著、教材在引用此条经文时每每写作"气主煦之"。（马燕冬，肖红艳，刘力力．从"气主呴之"到"气主煦之"——中医理论建构史案例研究"．北京中医药大学学报，2012，35（9）：581－587）

血中之润气是也；响者，温也，即体温是也。由此言之，营卫也者，诚为气血中所产生之势力，是即人之活力也，其作用是相互为根的，是相须而行的。按：讲义既释"卫"字之意义，"为躯体对于寒暖之抵抗力，即所以保卫躯体者"，则"营"字之意义，似可解为对于躯体各部之营养。人体各部，皆有所营，亦皆有所卫，保卫既固，营养斯充，人乃得臻于健康。至近人有以营为白血球、营为淋巴液者，此其说虽近似，要亦非正确解释。盖古医籍所谓营卫，其意义，窃以为偏重在作用方面，而不偏重在实质方面也。

营卫皆为作用，而非实质，与《难经》"响之，濡之"之义甚合，"呴"与"煦""响"，同有"温"义。
永祚

试言"营卫"二字之正确解释

储应春

"营卫"二字，凡稍涉医籍者，莫不知为"气血"之代名词，然既是气矣，何以称之曰"卫"，何以又曰"卫气"？空气亦气也，不得称之曰"卫"，可知"卫"之一字，惟人体内之热气始足以当之。"卫"，有"保卫"之义，人体内之热气，所以保护躯体、抗拒外邪侵入者也。本所《伤寒讲义》释"卫"为体

温，体温有抵抗力，能御外界空气之寒暖，故释为
"卫气"，可谓确当不易。"营为血"，自古医家皆如此
说，恽师亦如此说。然死血不能流动者，不得称之曰
"营"，故营是活血，而非死血。考之生理家言，血液
内含血浆、血球，血浆是淡黄色透明的液体，内含纤
维素和血清；血球有赤、白两种。血浆能运送血球，
并能溶解各种营养分，分配到全身各组织里去；又能
收集各组织内的废物，送到排泄机关去。据此，营之
功用，类似血浆。血浆行于脉中，体温则内而脏腑、
外而肌腠，无乎不在。《内经》云："营行脉中，卫行
脉外"。以营为血浆，论地位亦合。然血浆是液体，
而古人言营，辄以为气，《灵枢》以营气、卫气并称。
盖古无解剖，所谓生理者，仅就病之形态推测脏腑之
组织，古人就势力以推测物质，见血虚者予补气药而
效，遂有"气为血帅，气行血行"之说，于是知血之
运行必有气焉为之主宰。气不可见，附血而行，此血
中之气，无以名之，名之曰营。"营"字非但有"滋
荣"之义，亦含有"经营"之意，所以循环运行、滋
养百体者也。《内经》云："营气者，泌其津液，注之
于脉，化以为血，以荣四末。"则营气之功用，能分
泌血液，运送血球，可想而知。然则谓营为血中湿润
之气则可，谓营即是血殆犹有可商欤？营卫胥为气，
故遇外邪侵入，均能呈反射作用。伤寒之症状，因营
卫起反射作用而显著。人无营卫不能生存，血无营卫

则为死血，血赖营气以运行，赖卫气以温暖，故营卫之来源皆出自血中，所谓其所凭依，乃其所自为也。营卫之来源既由于血，而血之来源由于水谷，故经云"营者，水谷之精气；卫者，水谷之悍气"也。此营卫之正确解释也。

发挥气血之说，实有精义，不但敷陈而已。　永祚

试言"营卫"二字之正确解释

王宝树

旧说"营卫"二字指人身之气血而言，盖谓"营者，血也；卫者，气也"，此与"营行脉中，卫行脉外"之说甚合。但营既为血，则何不直名为"血"，而别名为"营"？且《伤寒论》营气、卫气并称，似"营"之一字非"血"所能尽函。窃疑血液既由细胞集合而成，而此细胞又各有生活能力，赖此生活能力而始发生热度及运动等势力，然则无生活能力之死血，便无热度及运动等势力矣。由此可知，"营"也者，指血液之生活力言之也。《伤寒论》所言之"营气弱"者，即指血液之生活力弱也，何以知之？《伤寒论》云："伤寒，脉浮紧，假令尺中迟者，不可发汗，以营气不足，血少故也。"血少，非生活力弱而何？卫者，卫外者也，卫外必恃体温，体温而能保持一定之

均衡，是为卫气和，卫气和者人不病，否则强者必发热，弱者必身寒，卫病而营亦病矣。

谓"营"是血之生活力，于字义颇合。　　　　永祚

读《生理讲义》中"中医改良之途径"书后

刘郁周

我国医学之宜改良也，已成当今之急务，所谓生死关键，不容再忽视也。外人蔑视中国，已非一日，殊不足怪，因外人之与中国，根本有许多隔膜故也。然今之外人，表面虽不肯屈服于弱国之学术，暗中则从而研究之，一则窃之而补己国学术之不足，再则以为将来侵略之地步，比之中国人专夸他人之善，随波逐流，自甘暴弃者，有异矣。忆曩在汉口华比银行供职时，银行有机器算盘四座，同事十余人，每人则仍有中国算盘一方，有精于算盘及飞归法者，始终未用机器一次，外籍行员辄怪而问之，且曰："机器算盘由科学原理发明，由机器构造，当百倍快于中国算盘。"同事中有刚锐气者，对曰："试举一题而较之。"同时起算一多位除法，卒之用飞归法者先得其答数。外人笑而不语，虽终不承认机器钝于算盘，然亦未敢取消中国算盘。假使此外人为一欧化之中国人，为一

不懂中国算盘之中国洋算盘家，必羞恼成怒，而强谓中国算盘之远不及机器也。试观美国近来竞用中国算盘，则知外人恒研究中国学术也，可惜中国人反忽视之，殊堪浩叹！此正恽铁樵先生所谓"不知己，不知彼"也。以之比近今中国医学，何独不然？德国人虽表面称中国无医学，却暗中研究之；而法国人孜孜致力中国医术，更为不可讳之事实。当十九世纪初，法国对于中国针灸学曾有一种探讨，此后继续研究，未尝或懈，著述、发明层出不已，然终对于针灸属门外汉。最近苏列摩郎氏著有《中国之针灸》，译有《黄帝内经》。苏氏曾任驻华领事，颇留心中国医学（此闻新见二十一年十二月间"上海新闻报"哈瓦斯社通信）。由此观之，外人虽认中国医学为怪异，中国医学之真价值，殊非西人所否认矣。南京法国副领事黎福君，恒促余译本草，足见外人研究学术之精神，实为吾国人所望尘莫及也。外人又多有研究中国蒙、藏、回、苗等文字者，吾国人反认为野蛮文字，不足习之，无怪乎日人取满洲易如反掌，言之诚足痛心。今中国西医之主张取消中医者，亦足令吾生同样之感想也。然则欲挽救中医，非中医改良不可，非中医科学化不可，尤非中西医互相研究不可。习西医者须研究中医，业中医者更应研究西医，择人之长，补己之强，阐己之长，从而光大之。业西医者，须知中医与中国民族有关系，本孙总理民族主义，保存中国固有旧道德之

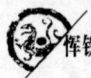

原则，而作诚惶诚恐之态度，从事研究，并将中医有价值之书籍译述之，使外人明了我国医之真精神。为中医者，屏弃曩昔秘而不传之陋习，将医书明白注释，勿学古人舞文弄墨，愈注愈不明了，必将我国医另成一种特殊之医学。苟能互相切磋，融会贯通，必能企及之。否则西医仍继续谩骂中医，而中医又不思改良，恐欲求日本汉医之状态，不可得也。鄙见如此，其亦恽先生所谓"不承认中国医学被西洋医学征服"之意耳。

恽先生尝述某君之言曰："国人日贱视旧医，必欲废绝之；废绝之后，更从日本汉医学之，又必以为可贵。"此言虽滑稽，国人贵远贱近之心理，固有如此者。

永祚

试言"营卫"二字之正确解释

邢传清

营为血浆，即血之成分中之润湿者也；卫为体温，乃躯体中之热气，所以对于寒暖之抵抗力也。营行脉中，卫行脉外，卫生于营，而营实赖卫以保护调节。《内经》云："阳者，卫外者也；阴者，内守而起亟者也。""卫营"之义，尽于此矣。

严冬冱寒，以手搏雪，先则感觉寒冷，继则感觉

轰热，是何理由？试略言之

前人

以手搏雪，先感觉寒冷者，一则以传热之作用，冰雪之冷袭，取固有之体温而代之；二则体温本不由意识命令之自然动作，迅速却行而退避故也。其继则感觉轰热者，大脑得末梢神经之报告而为之，赶速赴援，反射作用以起，全身体温奔集于两手，其分量逾于适当之数，故觉火热如灸也。物理，压迫力大者，抵抗力亦大，原动力强者，反应力亦强。故受寒剧者发热亦壮，彼伤寒病热，亦犹是耳。

言简意赅。

永祚

《素问·热病论》云"人之伤于寒也，则为病热"，试申其义

蒋颂南

吾人躯体对于寒暖之抵抗力，名曰卫气，即体温也。外界空气之温度，时有差异，而人身之温度常能保持均衡，以适应其环境，天寒则体温集于表层，以为抵抗，所以保护血管中之血液，使能运行而不凝泣；天热则体温低落，以出汗之方法而减少其温度，使血行不致过当疾速。是卫气者，以保护营血为目的，在能维持血行之平均，故无论冬夏，健体之温度常为摄

氏表三十七度，此其常也。苟吾人之卫气弱，体内调节机能不能适应气候之剧变，遇冷而失常态，则调和皮肤之温度因抵抗力之薄弱，退避却行，此时皮肤感觉恶寒，既而全身之温度皆奔集于表层，以为救济，斯时身体则发壮热，此伤寒之病理也。《素问·热病论》曰："人之伤于寒也，则为病热"。请详述其义焉。夫伤寒者，冬日之热病也，《内经》以时名病，故谓之"伤寒"。其感人也，必先皮肤受病，然后由浅而深，其啬啬恶寒、翕翕发热为伤寒主要之见症，而恶寒发热之原因，即伤寒主要之病理。盖恶寒乃外邪侵袭之征，发热为体工自起救济之作用，故《内经》有"热虽甚不死"之训也。尝读仲景《伤寒论》曰："太阳病，或已发热，或未发热"，是伤寒发热又有迟速之不同，其故何欤？盖人体受自然力之压迫，本自有其低昂之忍耐力，此忍耐力之低昂有一定之限度，过限度后即起反射作用，不过限度则不起反射作用。而反射作用之迟速，视抵抗力之强弱，抵抗力强者即发热，抵抗力弱者不即发热。医者不明此理，每以发热为危，务在退热，往往早投寒凉，致人于死，良可慨也。

释"未发热"句，最为胜义。　　　　　永祚

试言"营卫"二字之正确解释

戚屿嶂

　　"营卫"二字是国医学上的专门词，如《伤寒论》五十五条云："病常自汗出者，以营行脉中，卫行脉外，复发其汗，营卫和则愈。"又程应旄云："凡云太阳，便知为皮肤受邪，病在腠理营卫之间，而未涉于脏腑也。"观此知营卫所在之部位，乃在皮肤之里与脏腑之外。然此究系何物？有何作用？何以于人体有如此重大密切之关系？略述如下。《伤寒论》五十二条云："脉浮紧者，法当身疼痛，宜以汗解之；假令尺中迟者，不可发汗。何以知然？因营气不足，血少故也。"按：营气不足，血少而不可发汗，则可知所谓"营"者即血浆也。气候之有寒暖，犹食物之有甜苦，甜苦之感觉在舌面，而寒冷之感觉在体躯，冬裘、夏葛，围炉、挥扇，温浆、冷饮，皆所以适应体温者也。冬寒、夏暖，气候使然，然寒、暖虽属气候，亦当以人体之感觉为主。病人有冬反恶热、夏反恶寒者，即平人，年轻不畏寒、暖，年老则不胜寒、暖，是皆由各人身体之感觉为主。而感觉之差等，又视身体之抵抗力为进退。故体躯对于寒、暖之抵抗力，即所以保卫体躯者，所谓卫者是也，易以生理学上之名词，所谓体温者是也。盖营卫之说出自《内经》，《灵枢·营卫生会篇》云："营在脉中，卫在脉外。"又《卫气篇》云："其浮气之不循经者为卫，其精气之行于经者为营。"体温之来源在内脏，而随血行以温及全身，因血之运行全身可见，故曰"营在脉中"；卫之随血运行，则不可见，故曰"卫在脉外"。且血之运行，至静脉而还流，故曰"精气之行于经者为营"；体温之随血运行，至浅层血管而放散于外，故曰"浮气之不循经者为卫。"《难经》亦云："营行脉中，卫行脉外。"简明的说，营是在脉管中行的，卫是血中生出来的热气，随血行以温及全身的，于是得"营卫"二字的正确解释如下：

营——血浆。

卫——体温。

卫附丽于营血，凡血液所达到之处，卫亦所无不至。若血少，即卫气弱；血竭，则卫气亦无由而生矣。血赖卫气以保护、调节，分布全身，无营气则亦无所依傍矣。故营所依赖的，就是他自身所产生的，犹龙之嘘气成云，复乘云以显其威力也。

释《灵枢》及《伤寒论》文极透彻。　　　永祚

《素问·热病论》云："人之伤于寒也，则为病热"，试申其义

赵天石

"寒热"二字原含有相对之意义，而《热病论》云"人之伤于寒也，则为病热"，是何故欤？曰：此指广义之伤寒，而以初起发热之病形立言耳。盖此处之"热"字即发"太阳病发热"之热。人之伤于寒也，未有不发热，发热即谓之营病，即属于伤寒。故"伤寒"有广义、狭义两种，狭义"伤寒"指脉浮、头项强痛而恶寒，发于冬日者而言；广义则包括其余三时初起发热，类似伤寒之一切热病而言。《难经》云："伤寒有五，曰中风，曰伤寒，曰湿温，曰热病，曰温病。"虽其病之形态不同，时令不同，痛苦不同，要其感寒则一，发热则一。故冬日之狭义的，因太阳受寒，体温起反应而发热之热病是伤寒，春夏秋三时之热病仍是伤寒。盖伤寒多见发热，发热总属伤寒；寒为因，热为果；热因寒生，寒使热至，故曰"人之伤于寒也，则为病热"。

《难经》分别五种伤寒，实未当，不可从。　永祚

试言"营卫"二字之正确解释

胡健公

　　夫人之生也，全凭气血之运行，苟一阻碍，则病作矣。故自古之医家研究医学，总不出乎气血之外。夫血属阴，犹水也；气属阳，犹风也。风吹则水动，于人身中，气行则血行，气滞则血滞，气温则血活，气寒则血凝，气有一息之不运，则血有一息之不行，故知气中有血，血中有气也。观于坎、离二卦之义，坎中一阳，乃是水中有火；离中一阴，乃是火中有水，由此推之，益可知气血之为一体也。然则人身之气血从何而来？经云："上焦开、宣五谷味，熏肤、充身、泽毛，若雾露之溉，是谓气；中焦受气，取汁变化而赤，是谓血"。可知气即血，血即气也。故人受气于谷，而谷入胃则灌溉经络，长养百骸，五脏六腑皆取其气，故清者为营，浊者为卫；阴为营，阳为卫；血为营，气为卫；营行脉中，卫行脉外。然而血何以称"营"，气何以称"卫"？盖血称"营"者，营养、滋荣之义也；气称"卫"者，卫护、抵抗之义也，故经曰"阴在内，阳之守也；阳在外，阴之使也。"又曰："阴者，藏精而起亟也；阳者，卫外而为固也"。皆指此营卫而言。然则营行脉中，卫行脉外，有何见证？

试观小儿之种痘，初用刀轻轻在皮上切破，则见一条白痕，继则血出，此白痕者，气也；又于小儿之出痘，其痘顶白而痘底红，其白者亦气也，红者血也。观此两条，则知其卫外而营内也。然而气本无形，遇冷即化为有形之水，遇热仍化为气；其在人身中，乃含有体温之作用，其为物也，虽有显微镜，亦难窥测，而科学化之医道于是告穷。此根本重要问题，仍归哲学化之医家解答，刘河间云"六气皆从火化"，余曰"营卫皆由水成也。"

论气血极圆通。　　　　　　　　　　永祚

试言"营卫"二字之正确解释

徐启东

《伤寒论》首揭中风、伤寒二条，以明人身营卫反抗风寒之能力。盖《伤寒论》论治以外感为主体，外感之中人，莫不由皮毛而入，皮毛乃一身最外层，在六经称之曰太阳。营与卫者，以心脏为大本营，而守其疆域于肤表，一身之上下、内外，无处非营卫之领土，以大脑为其总司令部，以交感神经为其传递军情之电网。边疆之肤表一旦有事，而营卫不敌时，人身之肤表为之凛然，此时即由交感神经报告于大脑，大脑即应用神经疾驱营卫至肤表，从事救济。然营卫

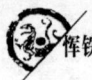

之能力不可见，故揭出其能力所造成之证状，曰发热、汗出、恶风、脉缓，曰发热、无汗、恶寒、脉紧。营卫之能力，即所谓病态；营卫所造成之证状，即所谓病状。《内经》病之形态，即此之谓也。兹就太阳中风之发热、汗出、恶风、脉缓，与太阳伤寒之发热、无汗、恶寒、脉紧，释营卫造成此等病形之所以然，以明营卫之真相。夫脉管之壁，神经系焉，血行脉中，神经得左右其行动。且因心脏之收放，循环无已，其流行之势力，即称为"营"，故曰"营行脉中"。脉中之血，载内脏之热度及血与脉管磨擦所生之热度，传于脉外，蒸发脉外之津液，浮于肌肤而成卫气，故曰"卫行脉外"。惟其蒸发甚缓，平时不易见，不过维持体温之常度及泽润肌肤而已，故曰"其浮气之不循经者为卫气，其精气之行于经者为营气"。经者，脉管之谓已。卫既由营而生，营血、卫气相辅而行，如形影之相依，不可须臾离也，故无营必无卫，卫虚必少血，必营卫相得，通行和谐，而后可以言健康。凡物之有势力者，必有反动力，营卫之势力当然不能例外。逆其势力缓，则其反动力亦缓；逆其势力剧，则其反动力亦剧。若风之冷，乃一霎时之冷，风过则不觉冷矣，人而感受之者，以其为时甚暂，故其所逆者缓；若寒之冷，乃常时之冷，倘不避御其冷，其冷不变，人而感受之者，以其为时较久，故其所逆者剧。故太阳中风之病，因暂时的感着风之冷，即人之体温一时间不敌风之冷，体温不敌，则卫气蒸发之势力受逆，受逆则其蒸发之气不能外散；移时发生反动，肌肤发热高于常度，卫气蒸发较甚，其时外界空气不寒，肌肤无紧缩必要，玄府不闭，故发热而汗出矣；玄府开泄，故恶风；表皮发热，脉管趋向表皮上浮，故脉浮；气行脉中，因汗出而热有去路，筋脉不致兴奋，故无反动而脉缓。至于太阳伤寒之病，则因肌肤感着天寒之冷，表皮卫气之蒸发势力不能胜，甚至体温极度降低，肌肤冰冷；其时随体温而流行之血，亦不能达，于是血行之势力受逆，即是营受逆矣；移时营生反动，血行加紧而发热；惟斯时卫气之能力，已被外寒所征服，不能反动而作剧烈之蒸发，且因体温与空气之温度相差愈甚，肌肤反愈紧缩，乃至玄府密闭，不能汗出，相持不下，势成壮热而无汗；内热外寒，相差太甚，故恶寒；玄府密闭，故不恶风；表皮热高，筋脉兴奋，故脉浮且紧。然则人之中风与伤寒，初不必因天之气而后然也，只须营卫不胜而感觉如是时，病已成矣；但营卫之能胜者，虽经风霜雨雪，不能犯也。总之，热血无卫气，则不能畅行于脉中；卫气无津液，则不能蒸发于脉外。经曰"精无气不行，气无水不化"。若变其文曰"营血无卫气为之温于外，则营血不能行；卫气无津液为之蒸发，则卫气无以化"，岂不浅明哉？营卫对于肌肤之能力既如上述，而其对于躯体内部之能力，何独不然？然则于其策源地之里，岂可妄投寒凉哉？苟内寒而复以药热之，反现大热，经所谓"重阴必阳"，是虚其虚矣。营卫之能力伟大如是，而司指挥之职者，安可不审耶？

就太阳病论营卫，固是题中应有之义，然何其言之长也？　　　　　　　　　　　　　　　永祚

试言"荣卫"二字之正确解释

钱双采

"荣卫"二字，古人所解释者，鄙意终不能认为满意，如此者纵令叠纸等身，不过供后人谈助，于医学真际何补哉？其实"荣卫"二字之正确解释，《内经》已剀切言之，特后之人习焉不察耳。今移录《内经》文字，并参证西国学说，以为我解释"营卫"之注脚，夫然后乃可以自喻，可以喻人，可以信今而传后也。《灵枢·营卫生会篇》曰："人受气于谷，谷入于胃，以传于肺，五脏六腑皆以受气，其清者为营，浊者为卫。营在脉中，卫在脉外，营周不休；五十而复大会；阴阳相贯，如环无端。"又曰："壮者之气"，曰"卫气之在于身也，上下往来不以期"。又，《痈疽篇》曰："上焦出气，以温分肉，而养骨节，通腠理；中焦出气如露，上注溪谷，而渗孙脉；津液和调，变化而赤为血；血和则孙脉先满，溢乃注于络脉；络脉

皆盈，乃注于经脉。"又曰："夫血脉荣卫，周流不休。"又曰："荣卫稽留于经脉之中，则血泣而不行，不行则卫气从之而不通。"又《素问·八正神明论篇》曰："是故天温日明则人血淖液而卫气浮，故血易泻，气易行；天寒日阴则人血凝泣，而卫气沉。"又，《生气通天论篇》曰："阴者，藏精而起亟也；阳者，卫外而为固也。"又，《痹论篇》曰："荣者，水谷之精气也，和调于五脏，洒陈血盛，其肌肉滑，气道通，荣卫之行不失其常。又曰："此所受气者，泌糟粕，蒸津液，化其精微，上注于肺脉，乃化而为血，以奉生身，莫贵于此，故独得行于经隧，命曰荣气。"又，《胀论篇》曰："卫气在身也，常并脉循分肉。"又，《本脏篇》曰："经脉者，所以行血气而营阴阳，濡筋骨，利关节者也；卫气者，所以温分肉，充皮肤，肥腠理，司开阖者也。是故血和则经脉流行，营覆阴阳，筋骨劲强，关节清利矣；卫气和则分肉解利，皮肤调柔，腠理致密矣。"又，《卫气篇》曰："其浮气之不循经者为卫气，其精气之行于经者为荣气，阴阳相随，外内相贯，如环之无端，亭亭淳淳乎，孰能穷之？"又，《卫气行篇》："于六腑，乃能入于脉也，故循脉上下，贯五脏，络六腑也；卫者，水谷之悍气也，其气剽疾滑利，不能入于脉也，故循皮肤之中，分肉之间，熏于肓膜，散于胸腹。"以上云云，其论营卫之形态与作用，明白晓畅，不啻见垣一方；而终未能尽喻于人者，则时代限之，非尽关乎学力也。今姑置此，请以西国学说之有当于我中医理者言之。近顷西国学说以人身为细胞之集合体，细胞原具有生活力，以运用其营养、繁殖之机能，然不有体温为之调节，实不足以显其作用；而体温之来源，则以空气中氧气及日常食物为挹①注。人身机能、动作均赖体温为之主持，其抵抗力极强悍，苟外界寒暖不适于躯体时，体工即起反射作用，或闭拒冷空气之刺激，而体温奔集表层，则成伤寒中之麻黄证；或弛放体温以减低体内之高热，则成温病中之白虎证。凡如此者，皆足以显体温之特殊作用。若问何故闭拒，何故弛放，则因所以调节体温之平均，以适于生存故。是古医籍中所言之"卫气"，即今西说之体温，又谁得而非之哉？体温既以氧气、食物为来源，而人身之血液又皆取给于是，以为资生之本。考微丝血管有渗润，淋巴液有循环。古称荣为内部湿润之气，所谓"和调于五脏，洒陈于六腑"者，以微丝血管中之渗出液当之，非即"荣"字之正确解释乎？明乎此，则营之与卫，亦犹火之于热，地心之于吸力，是一、是二，可不烦言而解矣。乃颟顸②之徒必欲强分"荣卫气血"为四层看法者，固妄；而《中国医学大辞典》以脉管属营、回血属卫者，亦

---

① 挹（yì）：指吸取。
② 颟顸（mān hān）：糊涂，不明事理。

仅有可商之余地也。总而言之，"风寒"二字先须合看，则"营卫"二字自有着落，惟其界说殊病其广泛。我意今后对于太阳外感病者称营卫，若对于内伤杂病，无关体温之急遽反应者，则言气血，如是则临床下笔乃有标准，此亦我辈治医者所不可不知者也。

引证甚富，惜其是散钱，未成一贯。　　　　永祚

《素问·热病论》云"人之伤于寒，则为病热"，试申其义

叶转春

人之伤于寒也，在躯体最外层，太阳受病，体温起反应，则发热，是为病热，即名热病，春夏秋冬四时皆有之。冬之热病，因太阳受寒，体温集表而热，故曰"人之伤于寒也，则为病热。"冬之热病为伤寒，然春夏秋之热病亦皆为伤寒，故《素问》云："热病者，皆伤寒之类也。"然以时令之关系，春夏秋冬有生长收藏之作用，所患之病虽同为伤寒，而其病型不同，此为四时生长收藏影响于生理之形态也。春夏秋冬生长收藏之作用，可验之于地面上动、植物；人体之应于生长收藏作用，可验之于饮食、嗜欲、意志。其平时生理、形态不同，故其病时亦不同。冬之伤寒，初起洒淅恶寒，既而发热，其发热则因毛窍闭，故汗

不出；春之伤寒，初起亦洒淅恶寒，而为时较短，毛
窍闭，汗自出；夏之伤寒，壮热喘渴，无汗则体若燔
炭，有汗者初起纵有形寒，只须臾耳；长夏之伤寒，
壮热多汗，其舌质必绛，口味恒甜。其不同之点，皆
应因四时而变更疾病之形态也，故分别春病热者为风
温，夏病热者为暑温，长夏病热者为湿温，是因时令
之异，六气之化，故命名不同。然冬亦有非时之暖，
春亦有非时之寒；气有未至而至，有至而不至，故冬
日有热病与春日同者，夏日有热病与冬日同者，则须
于前驱证辨之而定名，于是冬日亦有风温，夏日亦有
伤寒。虽定名以示区别，然皆属于伤寒之类，故《素
问》曰："人之伤于寒也，则为病热。"

非其时而有其病者，固尝见之，然夏日无伤寒麻
黄证，冬日亦无银花证。　　　　　　　　　　永祚

试言"荣卫"二字之真诠

庄云岩

按"荣卫"二字，自其实质方面言之，荣即脉管
中四围之透明液体，卫即血所发出之热气，通常谓之体
温，故《难经》云："荣行脉中，卫行脉外。"若就二

字之功用方面言，荣①则脉管中四围之透明液体，常渗出脉管壁之外，以营养各部之组织；卫则抵抗外界之寒温及调节脉之行度者也，故《内经》云："阳者，卫外而为固也；阴者，内守而起亟者也。"此"阴阳"二字，即指荣卫而言。自其交互之功用言之，则荣之所赖以运行而不凝泣者，卫也；卫之所赖以发生而源源不绝者，荣也。故荣之所在，卫必在焉；卫之所至，荣必随之，二者常相和谐，而互相为用者也。由是以观，则荣卫之发生，皆资于血；而血之生成，实资于饮食。《内经》云："食气入胃，浊气归心，淫精于脉，脉气流经，经气归于肺，肺朝百脉，输精于皮毛，毛脉合精，行气于府。"味此九句，可以知荣卫之所从出也。若仅以荣为血、卫为气，则犹普通之讲荣卫也。

"毛脉合精，行气于府"，此府是膻中，作者以为玄府，误也，辄为改正。 永祚

《素问·热病论》云"人之伤于寒也，则为病热"，试申其义

吴敬伯

人体感遇寒冷，如肌表之体温不敌外寒之侵袭而退避，则浅在之感觉神经必先起救济，故即觉鼓颔战

---

① 荣：原缺，据上下文义补。

栗，肌肤粟起，此时如本体无缺点，则体温自能渐以恢复而不病。所谓缺点，男女、老幼、饮食、劳逸皆是也。脱有缺点，又受外寒，则鲜有不病者矣。惟病之起因为外寒之侵袭，血液、神经将有以驱此外寒，故内脏之高温随血液以达肌表，血液、体温既集肌表，故病发热，此《素问》所以谓"人伤于寒，则病热也。"此时如外寒为体温驱出，则病自愈，大论谓"伤寒一日，太阳受之，脉静为不传"是也；如外寒不即退，体温为抗外寒而郁于肌表，内部复有相当缺点，则天然之生活力已见绌，空气间之病菌遂亦乘隙侵入，菌一入血，分解毒素，漫及全身，于是其病传变乃不可思议矣。是以《素问》"伤于寒而病热"之言，乃论热病之起因；西医病菌之说，乃中途之助因。观夫大疫流行之时，有病、有不病者，可知矣。

风寒为主因，细菌为助因，最为新奇之说。不知诸同学闻之，以为何如？　　　　　　　　　　永祚

试言"营卫"二字之正确解释

吴少九

营血之发源为心脏，其道路为脉管，其质素为血球素，其作用为输营养分于全部组织。凡人一吸之顷，

取人空气中之酸素，则此种血球素便与酸素化合，而为最富于营养分之血素，于是乃由左心室入大动脉管，而小脉管，而毛细管，渐渐渗漏浸润，而行其营养于全身。古人谓"营为血中精专之气"，即指此血球素而言也；谓之"气"者，以其富于酸素，而又发生热力故也。营血发生之热力，今人谓之"体温"，古则名曰"卫气"。卫气者，充塞乎五脏六腑之内，洋溢乎皮肤分肉之间，外以抵抗空气之寒暖，内以调节血行之平均，所以为保护躯体之用，故名曰"卫"。是则营者，富于营养分之血素是也；卫者，富于抵抗力之体温是也。二者相互为用，相得而彰。假令无营，则卫失所生；无卫，则营失所据；偏盛则有余，偏弱则不足。凡诸热病，皆由此也。

措词安定。

永祚

《生理讲义》中"中医学改良之途径"一段，诸同学读后有何卓见？试略述之

咸友于

学无止境，不独医为然也。孔子云："三人行，必有我师焉，择其善者而从之，其不善者而改之。"是即取诸人以为善之意。欲取诸人以为善，必先认识

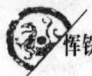

何者为善，何者为不善，否则与世浮沉，等于盲从。他种学术，有所谓新旧，有所谓潮流；医学则当以治病有效、无效为标准，不能以新旧、潮流为转移，故当不分中西，不论新旧，兼收并蓄，平心静气而试验之，而研究之。确知我不如人，自当虚心顺受，不能争意见、分区域，以致泥古而杀人；确知人不如我，自当坚持不屈，不宜迁就迎合而误人命，此所谓"知己知彼也"。友于初学医，无识别善与不善之能力，惟鉴于近时多数中西医生之搭架子、尚敷衍，甚者施诈欺，对于病人之苦痛，如越人视秦人之肥瘠，于是不满于意者久矣。今年夏，举家大小染病者四五人，时间短者一二星期，长者几至两月，延中西医生前后经五六人，或云伤寒，或云湿热，或云暑热。一人之病，各异其名。幸父兄善为护持，抱多看医、少吃药之宗旨，得以安全，然举家人之精神、金钱已损失不资。友于初学医，成否不可知，然立志以孔子"知之为知之，不知为不知"二语为座右铭，他日有以病相商者，能则治之，不能则谢之，俾另请高明，决不愿贪目前之微利，以遗误他人，此则区区之微意也。至于抉择中西、新旧之善与不善，当期诸异日。

　　论为学，有中肯语。　　　　　　　　　　　永祚

试言"营卫"二字之正确解释

王致远

《荣卫生会篇》曰:"谷气入于脏腑,清者为荣,浊者为卫。"又曰:"荣出中焦,卫出上焦。"注家解释,对上者以动静脉血之清浊分判荣卫,对下者以中焦受谷,化生血液,滋养全体;所受之气,走出上焦,卫于表阳。概言之,即气为卫、血为营也。然荣卫二者是交互的,是相生的,不可分离而言。躯体之有荣卫,始自胚胎,长大后因环境之刺激,始呈现其作用。再根据晚近西学以人身之组织为细胞、血输、腺体、分泌等,此等物体各皆有其原形液质,亦各皆有其新陈代谢之机能,而各等原形液质之生活力与其新陈代谢咸能发生适当之温度,以相维护。是"营"字似不能单指血,凡人体原料之滋养液,概可名之为"荣";此各等液体以及新陈代谢所发生之温度,概可名之为"卫"也。

《营卫生会篇》云:"卫出于下焦",今引作"出上焦",误也。然《调经论》云:"阳受气于上焦,以温皮肤分肉之间,"愿作者有以通之。　　　　永祚

试言"营气"二字之正确解释

王昌华

营卫者，即古人所谓气血是也。然其义实不止此，今约略释之如下。

（一）营即今所谓血浆，即血中包含清黄色之液，稀薄如水，内有赤、白血球浮在浆内，并含有滋养质焉。由显微镜验之，此赤血球、白血球，即红细胞、白细胞，内含有氧气。其来源，赤血球大约由肝脏来，白血球由脾脏来。此种血球不致干燥者，皆赖血浆濡润之。血浆与体温互相依赖，互相调剂。体温者，卫气也。营血所到之处，即卫气所到之处。然古人所谓"营"，乃指整个脉管中血，非分指血之某部份，血内之血浆、血球、氧、血清蛋白素、纤维素，并一切血自身之营养物，皆在其内，是之谓"营"也。

（二）卫即体温，其来源在内脏，惟肝脏温度最高，疑即为造体温之处，然至今尚未明了。卫之行于体内，常随血平行，故血所到之处，亦即体温所到之处，与营血相表里，此古人谓"营行脉中，卫行脉外"之原理也。然据科学察之，知体温来源大多数从食物中得来，食物变化燃烧起反应作用，体内即可发生热气，其氧则由吸呼而来。动物，热最大之来源，系来自最活动之组织，即肌与腺。由此组织所生之热，因血液循环，故全身温度平均。食物发生热力者，蛋白质与淀粉所生之热相等，脂肪所生之热较蛋白质与淀粉二者合并所生之热更多。此食物入胃，由化学消化发生之体温，即卫气是也。

言之有物，不嫌其质胜。 永祚

《生理讲义》中"中医学改良途径"，诸同学读后有何卓见？试略述之

王济良

中医历史垂四千年，其非无价值之物可知。今人皆云：西医甚巧，中医甚拙，其实非中医学本身之不如西医，乃由于吾人不知自爱而然。人谓西医合于科学，故为可贵；不知中医治病出发点虽不必合于科学，而每著成效，则其中自有暗合科学者在。是故改良中医之途径，必当明白中西之学理而贯通之，即讲义中所谓"取诸人以为善"，所谓"知彼知己"是也。然吾尚有说者。动植物之生长，每因其所处之环境而变易其气质与状态，可知风俗、气候足以移人，医者对此等处最宜注意。如大陆与海滨，东亚与欧西，热带与南北温带，其地之动植物皆有悬殊之处。人类之赋

禀，当亦不能逃此公例，是其地域不同，病状必异，用药所宜斟酌，万不能执定一方一法。故私意沟通中西者，须必就各地异同之点而定适当之标准治疗，勿执一偏之见而为中西之争，庶可矣。

此说足以成立。中国谷食，病中将养，最宜糜粥；西洋肉食，虽在热病，犹进酪浆。今西医以西洋养病之法施之中国，即因不明此说之故。　　　永祚

《生理讲义》中"中医改良之途径"一段，诸同学读后有何卓见？试略述之

王介之

居今日而言改良中医，固为切要之论，任何人不能反驳也。西医凭藉精密之实验、科学之理论，以与陈腐之中医争，几何其不如摧枯拉朽哉？但事实有不尽然者。中医学之理论，虽云玄妙不可穷诘，而其药效却有不可思议者，此其所以可言改良也。改良之途径如何？曰：在乎知己知彼，能知己知彼，则能取长舍短。虽然，此事岂易言哉？唐容川尝谋沟通中西医学矣，而其结果反见讥于医林，盖其所资以沟通者，不过一本初等生理教科书而已。近张锡纯尝谋折衷中西医学矣，而其结果于病理无多贡献，是皆坐不能真

知之病也。说所谓知己者，在发明《内经》《伤寒》《金匮》《千金》《外台》之精义；知彼者，在通晓西国之生理、病理、细菌、理化之内容，然后斟酌损益，而成改良中医之之宏业。噫！居今日不言改良中医则已，诚欲改良中医，必知己知彼而后可，其他皆枝蔓也。虽然，此事岂易言哉？

知其要者，一言而终。 永祚

试言"营卫"二字之正确解释

孙云孙

营者，血液也，人体藉以滋养者也；卫者，体温也，人体组织新陈代谢所起化学作用而生之热力也。故营为实质，而卫为势力。

严冬沍寒，以手搏雪，先则感觉寒冷，继则感觉轰热，是何理由？试略言之。

前人

严冬沍寒，以手搏雪，外界之寒冷取手部固有之体温而代之，手部神经末梢受刺激而收缩，血液不得通行于此部之毛细血管，故感觉冷痛而肤色苍白；继而体温之救济作用发生，（体温者，人体组织新陈代谢所生之热力也。）人手当外寒侵袭之时，组织必受几许损伤，而生理作用须有新组织以代偿之，于是代

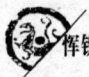

谢之机能起，而其代谢之程度较诸平时为亢盛，血液供给之量增加，代谢亢盛，血液奔聚，故其时反觉轰热而肤色焮红也。

要言不烦。 永祚

严冬沍寒，以手搏雪，先则感觉寒冷，继则感觉轰热，是何理由？试略言之

徐慕樵

人身体温之来源由于饮食，饮食入胃，食物中营养素被消化吸收入于组织内，遇血液中氧气，即变成气化作用而产生体温。无论冬夏，外界气候虽殊，而健康之温度常在三十七度，以其有调节机能之故，此言其常也。严冬凛冽，以手搏雪，手掌与指猝然遇寒，固有之体温不胜冷气压迫，受此剧烈之变化，不及应付，乃不得不退缩，当此时也，手掌与指均觉奇冷而痛。冷与痛系神经传入大脑之感觉，大脑既受刺激，不随意神经乃起反射作用，体温奔集两手以为抵抗，冷者转热，体温超过适当之量，故呈轰热，此言其变也。凡物理，压迫力强者，则反抗力亦强，故受寒甚者，发热亦盛。局部感寒发热之理如此，推而至于全身，亦复如是。《素问·热病论》"人之伤于寒也，则

为病热，此之谓也。"

条畅。 永祚

试言"营卫"二字之正确解释

伍璧光

营是指血而言，何以不曰"血"而曰"营"？盖出离人身之血，亦得谓之"血"；若"营"则专指藏于脉管中之血，能营人身种种生理作用者而言，故曰"营行脉中"，曰"内守而起亟"，曰"以营五脏之精"。营血之作用甚多，而卫则是其中之一，此作用则是卫外而为固的作用，亦即现代所谓体温之调节作用，故曰"卫行脉外"。然营是体而卫是用，营而非卫则是失其生理作用，卫而非营则无从产生矣，故营卫两者必须相依为用，而"营卫"两字遂常常并称焉。

文字虽浅露，说理颇明白。 永祚

试言"营卫"二字之正确解释

乔鹤琴

营者，血也；卫者，气也。古人不谓之"气血"，

267

而谓之"营卫"，盖脉管中之血有一种透明之液体，由微丝血管渗出，以濡润各脏器，各脏器得此濡润，则滋长，此种透明之液体即所谓"营"也；卫者，脉管中所生出之热气，今人所谓体温也。脉管之于全身无乎不至，营血之于全身亦无乎不至，故卫气之于全身，更无乎不至也。再详"卫"之一字，有"捍卫"之意。营在脉管中，所以遇寒而不凝、遇热而不沸，能充量尽其渗润之职者，全赖有卫为之调节；而其所依赖者，即其所自为也。因其有"捍卫"之义，故不曰"气"而曰"卫"。"营卫"二字之正确解释，大略如此。

"营卫"本是一义，皆谓"围绕"，用为医学名词，乃有血气阴阳之辨。   永祚

对于"中医学改良之途径"之意见

朱廉湘

中国医学逐渐衰落至于今日状况，其原因必非单纯，如（一）社会崇尚虚荣，养成目下医家之不求实学；（二）自西医侵入后，国内业医者仍多醉生梦死，而留学归者复趾高气扬，蔑视旧物，无丝毫爱惜之意；（三）中医家反墨守陈法，侈谈五行，使社会人士莫明所以，视为玄学，失其信仰；（四）执几纸效方，

即居为奇货，秘不传人，使良好医学日趋退化；（五）目下与西医论是非者，类多不能知己知彼，随在而露其弱点。综上所举各点，即可知中医学衰落症结之所在。夫优胜劣败，乃天演公例，苟能努力从事于各项弱点之改革，当然有其自存之道在，"劣败"云乎哉？若更取诸人以为善，作他山之攻错，发扬光大，亦事实所可能也。吾师以中医取改良途径，必不至被西洋派征服，鄙见亦以为然。盖医学无论中西，都以人体为主，以治愈疾患为标准。解剖、细胞学说所立之治法，所能医之病，中医虽被人称为非科学的，用所根据之四时、六气、十二经而为治法，亦未始不能治之。况尝有西医所不能治，而为中医独能治之者乎？是非但中西医学互有长短，且中西医家亦各有高下也。然中西医理之可通，以治病之功效衡之，固有可能，譬之行路，异途而同归也。惟中医学改良途径，自采用西医精密之理论以阐明我国固有学说外，对于六气、十二经、经脉等说，似应参以我国针灸、按摩诸家治绩，根据实体而研究之，俾得证明此项学说并非虚构，即可使我国医学日趋于科学途径。未知大雅以为然否？幸详教之。

针灸、按摩，吾所不知，故不敢赞一辞。　　　永祚

中医改良之途径

王龙麓

今之中国，殆如行尸，灵魂消灭久矣。废宗法而孝弟①之道亡，变法律而礼义之维绝，区区医学，直等九牛之一毛，谁复顾而惜之者？一般号称新知识者，其中本空无所有，且自忘其为黄色民族，肆其簧鼓，只如墦间乞食者，醉饱而归，骄其妻妾，又安知本国所固有者为何物也？夫取诸人以为善，是以自身为主体，必非舍己之田而芸人之田②。今之一切，盖无一而非舍已耘人，际此欲求中医学之不绝，难矣！况中国之故物，无一合乎科学常轨者。"不合科学"一语，岂足以抹倒中医学？然古今学术之公例，神而明之，存乎其人，倘有倡导于先者，其后必有能光大之。中

---

① 孝弟：同"孝悌"（xiào tì）。孝，指对父母的爱；悌，指兄弟姊妹的友爱。孔子非常重视孝悌，认为孝悌是做人、做学问的根本。孝悌不是教条，是培养人性光辉的爱，是中国文化的精神。

② 必非舍己之田而芸人之田：出自《孟子·尽心下》："人病舍其田而芸人之田，所求于人者重，而所以自任者轻。"舍己芸人：指看重别人，轻视自己。

医学之本身原非不良，不过如璞中之玉、圹①中之金，只视其人之才智如何耳。以恽先生之苦心孤诣，倘肯耗费精神与时间，将《灵》《素》《伤寒》等古籍译为白话，再将社会最流行之恶劣医书加以批评纠正，则后之欲治斯学者得阶梯、津梁，不致迷途，虽僻壤穷乡，悉蒙其惠，若遇高才，必能起而光大之矣。先生意主沟通中西，夫西医学之精粹，吾辈固尚不知之，但闻西法入中国以来，凡治热病无不用冰，而无一不蒙其害，数十年来，会不知变，是其颠预固执，亦不亚于中国庸工，恐所谓一日千里之进步，亦尚在迷惘之中。况常人之性，见异思迁，往往舍其精华而以糟粕鸣高，自古已然，是故赵董出而钟王之法绝，四王出而荆关之法壤，程朱兴而孔孟之道变，以后例先，每况而愈下耳，此孟子所以必闲先圣之道也。诚恐一经混杂，不免喧宾夺主，浅薄之徒只知取便，则盗憎主人，势有必至。先生旁搜远绍，继往开来，倘亦哂而额之耶？

理学有取于佛法，不害其为理学；国医而读西洋书，正可以为比。但恐西方科学不足比于佛法，今之国医亦不足比于宋明理学之徒耳。　　　永祚

---

① 圹（kuàng）：❶穴。❷圹野，野外。❸〈占〉通"旷"。荒废，历时久远。

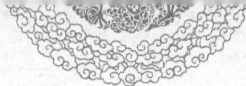

试题拟作

一（试题十六）

　　《内经》之法，以五色、五声、五味为诊，读者都不了了，注家亦不了了。岂知舍此无以为诊，且就深就浅，全无止境。初起若粗，造诣既深，精乃绝伦；浅处老妪可知，深处能纠正现在西国医博士之错谬，探之既熟，有望而知之之乐。余所知所能者，才得半之数耳。

　　味苦，旧说"苦属火，火曰炎上"，其说与事实合，惟甚粗，又以五行为言，遂令人不能了了。据现在所知者，苦是胆味，健体胆汁从输胆管，入十二指肠，为第二道消化之用。胆汁与淋巴，及血液，截然分清，其气从上下行，病则逆；不但逆，胆液且从脉管渗出，混入淋巴、血液之中，口中唾腺所造内分泌，其中亦混有胆汁，所以病人口中觉苦。凡胆气上行者，其病都从热化，故云"苦是火"；因热化必上行，故云"火曰炎上"。

　　凡病人口中觉苦，不因吃苦而苦，是其苦为病。

与此病症相伴而见者，为头眩头痛、目赤躁烦，所以然之故，经气逆上行故也；其次消化不良，或者泄泻，其泄泻粪色或作淡黄或白色，因胆汁上逆，第二道消化不健全，故泻，因粪中所混胆汁少，故其色淡黄或白色；又其次，病人常发黄，此则因热化太甚，胆汁入血液者太多，故面色深黄如橘子，唇舌都从热化。凡黄先见之于眼白，不但眼白容易见黄色，亦因目系与输胆管关系密，故古人谓"肝开窍于目"。

此种皆是实证，虚证从治，实证正治。治寒以热，治热以寒，为正治；以寒治寒，以热治热，为从治。病人口苦，为胆气上行，为火化，乃病之浅者；即使病深，至于发黄，亦必不见虚证，古人定此种病名为少阳。三阳皆实证，三阴乃有虚证，既是少阳，当然是正治，故口苦绝对不用热药。明白此理，则温凉、虚实，自有标准。如其病人见各种虚证，而口味亦苦者，则此苦味为兼症，为副症，当以虚为主，不以苦为主也。

口味咸。旧说"咸为肾味，肾为水脏"，咸曰润下，其说是也。若就形态说，咸味直是汗中、尿中所含之盐分，此本当下行，从内肾排泄，必排泄失职，水不向下，然后口中有咸味。故凡病人口味咸，与之相伴而见之病证，必然是口不渴，而小便不利，其甚者，眼下有卧蚕形，舌润，神气不爽慧，如此者，则是聚水之症。若问水聚何处，则更当以他种病证与时间合之。例如夏日病暑而有上项见症者，则知其水在心囊；冬日伤寒而有上项病证者，则知是太阳气化不行，水聚在膀胱。小便不利之病证甚多，若明白此理，应当用五苓者，决不用滋肾通关丸。近来时，医遇当分利之病，误用发汗药、燥湿药、养阴药，都是习见不鲜之事。他如暑温证之甘露消毒丹，其中菖蒲专为心囊聚水而设；天王补心丹中之菖蒲、远志，专门为慢性心房病虚弱性病证而兼有聚水。时医又不知其故，往往遇绝不相干病证，妄用菖蒲、远志。凡如此者，皆因胸中无标准，故指下无标准；若明白以上之病理，虽暗中摸索，亦能辨之。

口味甜。旧说谓"中央脾土稼穑作甘，故见口味甜者"，以为是脾病，是湿证，此却似是而非。时医遇口味甜之病，大胆重用厚朴、茅术者，十人而九，其实只能劫津，那能治病？凡误用此等药而不见劫津者，全赖体工救济作用，其实有非常之危险，医者不可不知也。口味甜之病理，讲义《临证笔记》中，陶小姐一案，已详言之，大约胃气被窒，肝胆皆逆，肝中糖分上行，则口中发甜。若肠实、胃实，而见虚弱性者，大半在不救之列。其浅者，实证用皮硝外治良，虚证用石斛、竹茹养胃阴良，因肝气逆而胃逆者，佐金丸良。以余之陋，竟未见有用茅术而得愈者。"稼穑作甘"之说，其不可通有如此者。

口味酸。酸味即胃液之本味，所谓胃酸是也。凡有肝病而感寒，则常见此症，西医谓为多酸症，但单纯从胃治多不效，兼用香燥药疏肝则效。亦有因食积而呕酸者，其病多从热化，必呕酸而又见口味淡者，方是感寒之症；与相伴而见者，多胃脘痛且闷。胃寒而呕酸，厚朴、吴萸、川连良；痛甚者，方中加制川乌两三分良；其热化者，消导良；呕者，柴胡良。柴胡之分量，各地不同。四川、湖南都用一钱半，乃至三钱；若江浙两省，都不过八分；上海时医，有效颦四川医生，用柴胡至钱半、三钱者，不可为训；两湖医生用柴胡，往往与附子同用。盖重用柴胡，病人往往多汗而泄泻，此在形态上为表虚生内寒；若与附子同用，则无此流弊，此是彼等之秘密。其实大可不必，用药期于中病，不必以多为豪举也。

口味淡。凡见口味淡者，其舌面必润，所谓"口中和，胃中寒"是也。亦有舌质红，舌面虽润，而涎不多，口味虽淡，其唇则焦，如此者，是燥、湿不能互化，是聚水症，当审察其水聚何处，以法分利之。

口味辣。辣即《内经》所谓辛，以之配金，谓肺之味也。余尝谓《内经》以五脉配五脏，凡病至未传，本脏之脉见者，为真脏脉，乃大虚之候。脉固有此，味亦如之。凡肺病而见辛辣之味者，乃肺之真脏味见，亦是大虚之候。尝见一人，台州籍，患重伤风，久不愈，其咳非常之剧，口味辣甚。检查前方，经四川医生予以细辛一钱半，连服三剂，遂剧咳而满口皆辣。该医尚谓咳有力声宏是实证，嘱再服，此误也。须知凡病大虚，皆有盛候，其咳之有力声宏，正因肺气不敛，乃大虚之盛候，非实证也。《内经》辨虚实有云："有余为精，不足为消。应有余，不足为精；应不足，有余为消。"只此数语，便是大海南针，虽在五里雾中，亦不错乱。凡青年嗜睡，劳则倦；老年人有反是者，寐时极少，虽甚劳苦，反不见倦象，即所为"应有余，不足为精；应不足，有余为消"也。"精"字与"消"字，对待言之，可以作"长"字解。《孟子》："苟得其养，无物不长；苟失其养，无物不消。""消"与"长"对待言之，正可根据以解释《内经》"伤风咳嗽，本是肺为风束"。疏解不误，用细辛则误，所以然之故，病小药大，不相当也。细辛用至一钱半，又服至三帖之多，肺受大创，法当有大虚之见症，今乃咳声宏大，咳反有力，岂非应不足而见有余？此等处，但问病历，虚实之辨，已洞若观火。并此不知而悬壶问世，真有盲人瞎马、夜半深池光景，可怖也，犹有一事不可不知者。口味苦，为胆汁，甜为糖分，咸为盐分，酸为胃酸，独辛辣与其他各味不同，并非血中含有辛辣之成分而辛辣，其所以感辛辣者，乃因虚甚，俞气化薄之故。俞气薄，则抵抗力弱，此有微甚，最甚是辣，辣之前一步是凉。《外台》肺劳病见症，有口中如含冰雪者，即是辣之前一步事。记得《外台》治此症，用温药，鄙意以为可商。盖保护壁膜之黏液少，则觉凉；肺气管壁膜下之微丝血管患贫血，温度不足，则亦觉凉；肺气泡为痰所窒，一部分不通，他部分代偿，碳、氧不得平衡，则亦感凉。凡此皆所谓"俞气化薄"，不是执一"温"字应付可以胜任愉快者。

问：肝胆上逆，口味作苦，谓是胆汁。胆汁通常贮之胆囊，由输胆管直达十二指肠，胃下口只出不纳，胆汁既在十二指肠，何又再入胃而至于口？既有输胆管与胆囊，又何由混入血中？答：体工有通假，不病时如天气晴明之日，沙明水净，川媚山辉；病则如风雷大作，可以高岸为谷，深谷为陵。观于呕血及霍乱，其变化甚为显著。口味咸，口味甜，亦皆如此。

二（试题十八）

凡热病，风寒为病乎？食积为病乎？曰：两者都有之。单丝不成线，假使表层不受风寒，太阳经不病，胃神经不受影响，则食物得循例消化而不停积；假使消化不病，内部无壅滞，表层虽受风寒，以至于发热，其病亦不传，此皆讲义中已经明白言之者。仲景伤寒六经，有阳明经证，阳明腑证。综观各家注释，以阳明经证为化燥、化热之候，当清热为主；阳明府证为食积症象显著，可以攻下之候，当以攻下为主。陶节菴、刘河间、吴又可、喻嘉言、陆九芝、戴北山诸家，大份都如此说。颇嫌界说不明了，与事实不吻合，用以治病，苦于不能恰如分际。吾今趁此机会，用创造的方法，明白详言之，虽与讲义重复，亦不敢惮烦。学医期于能治病，果能界说详明，切于实用，岂嫌重复？故余不惮烦，愿吾同学亦不惮烦也。

伤寒是冬日热病，属肾，其腑是膀胱，其经气是足太阳，其病位在项与背脊，其病形从寒化，其病态与胃神经有关。初一步寒化，继一步热化，热化谓之阳明，是阳明之经，胃也；再一步亦是热化，是阳明之腑，肠也。仲景说"回肠中有燥矢五六枚"，又云"胃中有燥矢五六枚"，都是说肠，不是说胃，胃中固不能有燥矢也。其阳明经证，兼症奇多，后文详之。

风温为春日之热病，属肝，其腑是胆，其经气是足少阳，其病位在头之侧面，与胃神经及遍身感觉神经，其病形发热、形寒、头痛、目赤、骨楚、咳嗽、汗多，其病态因是少阳兼神经性，其病阵发，故热有起伏。常兼太阳，故有从寒化；兼阳明，故有从热化。因是神经性，表层之浅在神经病，故其病常多汗；因肝胃有密切关系，胆腑病则胃神经亦病，故常胸脘痞闷而泛恶，其甚者胁下痛而呕逆；足太阳之经气，身半以上在项背，身半以下在脚胫，故风温之病常脚酸；胆腑之病从火化，是上行性，表层为风寒所束缚，里层因热化而上行，如此则肺气不宁，故剧咳。凡风温剧咳，其病理如此，不是肺病，故治法以解除束缚、消炎、化积为主。若不达此理，用药治肺，可以动辄得咎。

暑温为夏日之热病，经云"先夏至日为病温，后夏至日为病暑"，即是因气候不同，病候、病位都随之变更故也。其大略，讲义中已详之。《内经》以心配夏，暑温为夏日之热病，其病属心。惟心不受邪，其病乃在心囊，此事甚确。凡暑温，舌面常润，舌质常红，常眼下见卧蚕形而小便不利，凡如此者，其脉搏都缓软而弱，热度虽不甚高，神气都不爽慧，所以然之故，心囊聚水为患。得六一散、甘露消毒丹，小便即多，眼下廉肿即退，神气爽慧而热亦退，所以然之故，六一散、甘露消毒丹都能利小便，暑温习用之药如银花、连翘、甘草、菖蒲、茯神，皆是心经之药，此所谓"心邪从小肠而泻"也。假使不知此，用表药则汗多而热不退，用攻下药则肠澼①而病随药变，用辛温则神经麻痹，见其寒热起伏，用柴胡从少阳治，则汗多而泄泻。通常一般时医都莫名其妙，往往小小一暑温，二十日以上不退热，致病家发慌，杂药乱投而毙命。《温病条辨》《温热经纬》等书，满纸不相干

---

① 肠澼：中医古病证名，大便脓血之病证，可见于痢疾、（溃疡性结肠炎）、痔漏等肠道疾病。见于中医经典《内经》。澼，（音 pì 僻），便泄脓血。杨上善《太素·调阴阳》注云："澼，音僻，泄脓血也。"

议论，藏头露尾，毕竟自己不知，抑或知而不言，至今吾侪亦无从断言之。西医治此病，见心弱，常用强心针，其结果不良，与时下中医如唯之与阿。

以上所说，是伤寒、风温、暑温三种热病之形态、病理。其秋凉后热病之伏暑，形态、病位，既明白吾说，都不难了了。本篇未尽之处，可以参观《热病讲义》与《热病简明治法》。既明白以上种种，然后单丝不成线之说，可以彻底明了。否则阳明经证、阳明腑证，先纠缠不清楚，安能知食积在何所乎？

凡诊食积，舌色为最紧要，因舌为胃之第一道防线，胃与肠两部分之变化，皆于此著之故也。凡诊舌色，当分三部分，舌质、舌液、舌苔是也。凡言舌绛，或舌无血色，皆言舌质，指舌之本质肌肉言也；言润，指舌面之津液言也；言苔垢或腻或糙，指舌上之苔言也。舌质可以候血，舌液可以候淋巴，舌苔可以候胃气，都有寒热、虚实、燥湿之辨。有时舌不可见，则候其唇色，此于小孩常遇之。小孩发热，唇燥绛者，有积在胃也，与迷睡同见，或与目赤同见，其积乃确，宜消导，不宜攻下。舌剥者是食积，小孩见地图舌是食积，必与咳同见，其咳必夜重。所谓舌剥，乃舌面之味蕾与垢腻不匀；不匀有多种，惟地图舌之不匀，则为大块斑痕，恰与地图相似。此种是多食伤胃，为急性胃炎之轻者，胃伤则气上逆，肺气不宁，故咳；胃神经受伤，外面容易感寒，太阳经气为风邪所束缚，肺气不得四布，则咳乃益甚；胃不和则夜不得寐，故其咳常夜重。第一是节食，一面用药外解风寒，一面用药消导食积，多服、频服，三五日可愈。因须多服、频服，故分量不宜重。近来见西医治此病，以为是百日咳，用药制止其咳，病孩遂吐血，就诊于余，其医案附录于后，以备参考。

周宝宝五月十三日初诊：

发热，汗出如濯，神气不安详，咳嗽一个月，夜重。此不是百日咳，是肺炎。为病此孩见地图舌苔，是胃炎，故知不是百日咳。其汗多，定是坏病；剧咳，口鼻出血，此因强止其咳之故，乃坏病之重者。

枳实一钱　　焦谷芽三钱　　川贝三钱　　生甘草六分

竹茹钱半　　橘白络各一钱　　炙苏子三钱　　楂炭三钱

腹皮三钱　　杏仁三钱　　茯苓、神各三钱

炒防风一钱　　桔梗三分　　浮小麦五钱

周宝宝五月十四日二诊：

热未清，咳未差，神气较好。假使不再错，并不要紧，不过亦须七日以上方能痊愈，退热约尚须四五日。幸勿吃荤，并忌不消化物。

炒防风一钱　　淡芩一钱　　杏仁三钱　　炙苏子钱半

薄荷一钱(后下)　　竹茹钱半　　川象贝各三钱　炙桑皮钱半

葛根一钱　　枳实一钱　　浮小麦五钱　　归身三钱

白薇一钱

馒首炭五钱，湿纸包，炭火煨，候冷，打碎入煎。

周宝宝五月十七日三诊：

舌上斑痕已化，咳未除，白昼为甚。是胃中已清楚，肺气未复，无大紧要，惟不可吃荤。

炙桑皮_{钱半}　　炙款冬_{一钱}　　炒防风_{一钱}　　杏仁_{三钱}

赤白苓各_{三钱}　　炙草_{六分}　　川贝_{三钱}　　麦冬_{三钱}

归身_{三钱}　　　枳实_{一钱}　　竹茹_{钱半}　　梨皮_{二个}

周宝宝五月二十一日四诊：

病已除，咳未净除，面色略黑，舌苔偏于寒化方面，神气、脉象都好，可以调理。

江西子炒_{一钱}　　川贝_{三钱}　　炙草_{六分}　　归身_{三钱}

杏仁_{三钱}　　　麦冬_{三钱}　　茯苓_{三钱}　　梗通_{八分}

橘络_{一钱}　　　生薏仁_{三钱}　　炙款冬_{一钱}

舌面润，味蕾粒粒耸起而不热化，无苔者，为胃气被窒，其积在胃不在肠，讲义中已言之。凡如此者，其胸脘必痞闷，痛而不能食，又必拒按；其甚者，面部与手皆肿。此种肿胀，其肌肉有弹力，以手按之，虽久按，按处亦不下陷，其肌肤之色泽并不晦滞。惟目光则必无神，常与迷睡同见，是为食肿，积在胃也。肌肤有弹力，目无神，迷睡，可谓食肿之特症，当攻之，其攻药，轻者是槟榔、枳实，重者是保赤散。凡用保赤散，不得过三厘，药能中病，其效如神，不须重也。次服，不可顿服。凡有积之见症，大承气证不全，但观病者反侧不宁，即是当下之症，稳当办法，最好用皮硝外治。凡误用承气，病人下后而见气急者，必死；下后脉溢出寸口至于掌心者，亦必死，不可不慎也。

舌苔黄薄砌而不匀，作淡黄色，苔剥之处舌质如猪腰色者，乃大虚之候，不可攻，当补；舌色鲜明如锦者，大虚之候，不可攻，当补；舌苔松浮如海绒者，无论或黄或黑，皆大虚之候，不当攻，当补。凡以上所说当补之症，当更观其兼症，不得单纯以舌色为准。凡自汗、盗汗、气急、白口、掌热、肌肤干暵、手时搔鼻或挶唇，皆是当补之虚证。热病用补，当归、甘草、石斛、生地，可用时最多；从湿化、寒化之病，石斛不可用，生地亦不可用；酒家湿重者，甘草不适用。

凡候积，当以症辨之，以舌色辨之，更当以粪辨之。所谓症，痞闷、呕吐、拒按等都是。粪则可以辨其消化力，凡黏腻者、酸臭者，或黄或黑有亮光者，都是肠胃有权，病虽重当愈；粪色或黑，或白，或青，或如药汁，或如乌泥，皆是肠胃无消化力，其病正在进行时。若小孩患病，粪见完谷者，不是可温之候，须于各方面考察其故。若一见完谷，便引《伤寒论》，用术、附、干姜，最是误事；必腹满、泄泻、肢凉、汗出，方是可温之候，可参观《伤寒》后按。寻常泄泻清水，即使当温，亦不必术、附、干姜，二神丸、荜澄茄已足。余病甚，不能多说，举一反三，在读者自己。

答问汇编

恽铁樵　孙永祚　恽道周　答问

李　娟　孟凡红　整理

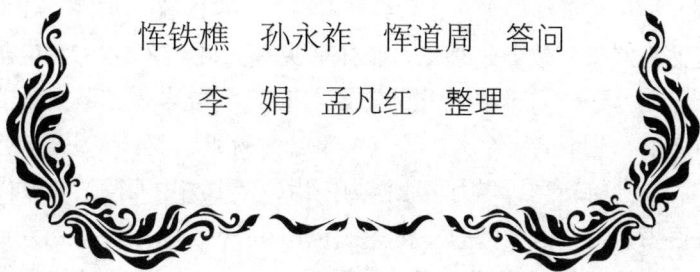

内 容 提 要

恽铁樵（1878—1935），名树珏，字铁樵，别号冷风、焦木、黄山，江苏省武进人，是近代具有创新思想的著名中医学家。早年从事编译工作，后弃文业医，从事内科、儿科，对儿科尤为擅长，致力于理论、临床研究和人才培养。1925年在上海创办了"铁樵中医函授学校"，1933年复办铁樵函授医学事务所，受业者千余人。著有《群经见智录》等24部医学著作，有独特新见，竭力主张西为中用，是中国中西医汇通派代表医家，对中医学术的发展有一定影响。

作为"铁樵函授中医学校"教材之一，本书通过校长恽铁樵、教务长孙永祚及教员恽道周对学员提出的问题进行解疑的方式，从中西医结合的角度，阐述《内经》《伤寒》《温病》等中医经典中部分疾病的病因、病证和治则治法以及临床一些病例的分析和理法方药，字里行间流露出作者严谨求实的学术态度，谦虚好学的学者风范。

本书依据1924年函授中医学校铅印本点校整理。

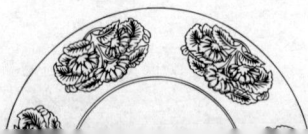

目录①

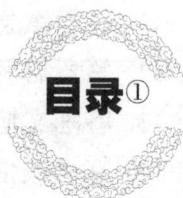

---

① 原书没有目录，为了便于阅读，整理者增加了此目录。

287

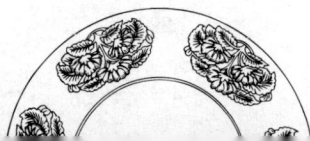

1. 答祝志道 八月八日

问温病怕热不怕冷

答：温病恶寒甚暂，旧时皆如此说，但"甚暂"云者，毕竟不足当标准，且吴鞠通于温病初步用桂枝，即因其恶寒而然。又衡之学理，凡感冒，肌表与胃神经有交互作用，大约无里证不易感冒，既感冒便有里证，所以然之。故必胃肠不和，然后肌表不固；亦有时因肌表不固，致胃肠不和。不过表证、里证有先后轻重之别，此是外感病之通例。故凡外感，浅在感觉神经先受病，因而汗腺启闭失其常轨，此可为定例。凡热病皆如此，其初一步肌表受外感，立毛神经起变化，则无有不觉凛寒者。讲义但照通常说法，因此种详细理由缴绕殊甚，不便行文，本拟在别章明之，今足下既问及此，特为详答如上。

铁樵

问伤寒用重药，温病用轻药

温病用轻药，是经验上极真确之谈。近人治暑温夹湿，用附子，其病经许多传变，幸而不死者固习见之，唯十之八九必死，故讲义云"温病用重药，虽有效，但非正轨"。其原理如何，纠纷泰甚，鄙人亦尚未能作真确之答案。至于用轻药、用重药之标准，当依《内经》因时定名之例，冬曰伤寒，春曰风温，夏曰暑温，长夏曰湿温。所以然之，故伤寒是肾病，足少阴证；风温是肝胆病，足厥阴、少阳证；暑温是心病，手少阴证；湿温是脾病，足太阴证。现在西医值暑温，用爱克司光照见心囊聚水，此与中法用甘露消毒丹利水，使心邪从小肠泻者，其理相通，其事正合，可为有力之证据。凡足经病皆可重药，凡手经病皆当轻药，此为中医之癥结，为鄙人近顷最真确之发见。足下可将《内经讲义》① 中论"标本中气"节参看之。

以上所说，乃鄙人经十数年苦心而得者，极可珍贵，幸勿轻视。

铁樵

问柔痉即神经瘫

神经系病，大别为二种，一者，神经紧张，一者，神经弛缓。以仲景书中刚痉、柔痉对列，故知刚痉即神经紧张，柔痉即神经弛缓。若谓"痉"训"强直"，神经弛缓不得谓之痉，此则不然。古人立名，正负不

---

① 《内经讲义》：此处是指《群经见智录》，《群经见智录》又名《内经讲义》。

嫌同辞者甚多,譬如洞泄谓之下利,滞下里急后重乃是不利,然亦谓之下利,刚痉、柔痉即其比也。大陷胸证,胃肠热实,必汗出,其项亦强者,因胃肠神经病波及延髓也。仲景但以有汗、无汗分别刚痉、柔痉,故云"如柔痉状"耳。其实刚痉、柔痉之辨,不当以无汗、有汗为准,以神经系病之关键不在汗故也。吾侪治医学,当以人体生理、病理所着之症状,纠正古书错误之处,所谓"执柯代柯,其则不远";不当根据古书以唱高调,如清代释《伤寒》《金匮》诸家所为也。至足下所见小儿患龟胸而项强者,窃疑是经西医治疗之坏病,不知其为刚痉、柔痉,既见项强,属神经系病无疑。

永祚

问葛根不能治痉

答:葛根所以解表,痉病初步,卫气外束,形寒发热,以葛根芩连龙胆。不过治痉以龙胆为主药,葛根但为副药耳。

永祚

2. 答吴少九 八月八日

问正气邪气

"四时正气，时行疫气"之说，乃王叔和《伤寒例》引《阴阳大论》之文，足下以为仲景之言，误也。然无论正气、疫气，其病人也，必其人肌表不固，或胃肠不和，乃触冒之耳。果是健体，则正气、疫气皆不能病之，古语云"壮士不病疟"，正谓此也。至谓"仲景所论伤寒、中风、风温皆属正气，而旧注以'风为阳邪、寒为阴邪'释之为不当"，然仲景书本称外感为邪气，称人体生活力为正气，如小柴胡证云"血弱气尽，腠理开，邪气因入，与正气相搏"是也。旧注称风寒为邪，固不误，特非足下所谓正气、邪气耳。

永祚

问寒毒藏于肌肤，至春变为温病，至夏变为暑病

答：此数语亦在王叔和《伤寒例》中，陆九芝采之入《张仲景传》，其实非仲景之言，抑亦非仲景之意也。叔和之为此说，所以明伏气为病。然伏气之病，实非寒毒藏于肌肤而病，乃人不顺四时以养生，不胜

寒暑之更变而病。此说下期讲义中详之，兹不赘。至足下谓"伤寒、温病、暑病三者，皆以寒为病因，热为病状"，此有小误，暑病者，体若燔炭，实由伤热，非感寒也。亟先为纠正。

永祚

3. 答僧莲根 八月八日

问递迁囚王

答：王、相、囚、死、胎、没、休、废为卦之八气。立春，艮王，震相，巽胎，离没，坤死，兑囚、乾废，坎休；立夏，巽王，离相，坤胎、兑没，乾死，坎囚，艮废，震休；立秋，坤王，兑相，乾胎，坎没，艮死，震囚，巽废，离休；立冬，乾王，坎相，艮胎，震没，巽死，离囚，坤废，兑休。

永祚

4. 答范侠云 八月八日

《素问·生气通天论》："阴者，藏精而起亟也；阳者，卫外而为固也。"王冰注云："亟，数也。"

"亟"、"数"并读入声。张景岳以"起亟"二字不可解，读"亟"为"气"，以"精化为气"释之。然本论"起"字甚多，何独此处借"亟"字为气？可知张说非也，是当阙疑。然所谓"藏精、卫外"，则是诠明营卫无疑。

永祚

5. 答吴退之 八月九日

膵脏，新式生理书上皆有之。"膵"是日本字，中国谓之"胰子油"。"胰"亦作"胂"。足下欲亲见胰子油之物，可向鲜猪肉铺买一具看看。

永祚

6. 答包鹤鸣 八月九日

（一）九窍，阳窍七，阴窍二。阳窍者，耳、目、鼻、口；阴窍者，前、后阴。六识，眼、耳、鼻、舌、身、意。此二语，《千金方》引为仲景之言，其实出《金匮玉函经》序。

（二）"燥矢"之"矢"，今作"屎"，本字作"茵"，汉人通用"矢"字，即今江浙语"蜡乍音恶"

295

声去之"恶"。

（三）"洒"是洒扫，"淅"是陶米，"洒淅"二字连言，调之双声形容词。凡双声字，但作一字讲。"寒"，言人之恶寒，有似洒水在皮肤之上，则寒毛根根竖起；人之惊恐，则寒毛亦竖起，故庄子言"洒然而惊"，即今之常言"不寒而栗"。以请详解，故不惮词费。

永祚

7. 答吴少九 八月十一日

（一）太阳病，头项强痛者，肌表受外感，卫气被束，不得散布于全身，则上行于头项，故头项强痛。强、痛，俱属神经。

（二）"伤寒，或未发热"之说，详第二期《脉学讲义》。此盖与饮食、居处有关，如吃素、避风，则不易发热，否则易发热。中风有汗，已发热可知。

（三）寒、不寒，是气候关系，风、不风，是空气动静关系，性质当然有异。

（四）恶寒为立毛神经起变化。

永祚

8. 答毛邦汉 八月十一日

（一）足下之病是肺痿。肺痿者，输气化薄，故不胜外界冷空气之侵入，肺肾同源，法当盗汗，治之以补肺为主。

永祚

9. 答吴敬伯 八月十三日

（一）小儿急惊唇黑者，九味芦荟丸特效，不可余药，执果溯因，知其有虫。

（二）小儿急惊闭证，辟瘟丹特效。卧龙丹嗅鼻，恐不能开神经之闭，反致鼻黏膜受伤。

铁樵

10. 答黄务观 八月廿日

（一）"超乎象外，得其环中"二语，见司空图诗，品其原则，出《庄子》。象外是空虚，环中亦是空虚，谓人当会意在语言文字之外。

（二）仲景《黄素》、元化《录帙》是书名，见陶隐居《肘后方》序。

永祚

11. 答滕镇鲁 <small>八月廿日</small>

（一）肌表感寒，体温集于肌表以救济之，所以救济之物是热，热则上行，故头项强痛。

永祚

12. 答黄启民 <small>八月廿日</small>

体工公器，望文生义，何必数典！"筋脉横解"，可看王注。囚王者，王、相、囚、死、胎、没、休、废为卦之八气，见《唐六典》。讲义当益精校，版本不能更变。喻、柯之书，最多谬妄；张、李所作，致为精博。既须广学，为举一隅。

永祚

13. 答陈文旭　八月廿日

（一）膝理是固定之物，荣卫是流动之物。

（二）"卒病"之"卒"，即"仓猝"之"猝"。

（三）中风汗出热不退之故，详第二期讲义。汗出是分泌神经为病，足下以"冷瓶入温空气中而濡润"为喻，是误认病人为死体也。

永祚

14. 答吴敬伯　八月廿日

爪下深红色，乃紫色之前一步，此当为神经不能调节血行，故血色素起变化。急性支气管炎证，临危多见此色，由此可知肺与指头最有连带关系。又，肺劳有见指头鼓锤形者，即其旁证。

铁樵

15. 答毛邦汉　八月廿日

（一）未传者，无所复传，传为死。

299

（二）"尽去而方书，非是也"，"而"作"尔汝"讲：将你的方书都弃了，你的方书都是错的。

永祚

16. 答范侠云　八月廿日

（一）"公治长解鸟语"，见《论语》黄侃疏。
（二）"肌肤甲错"，犹云"肌若鱼鳞"。

永祚

17. 答周叔禺　八月廿日

敝处函授医学，乃以个人心得，公诸大众，所编讲义，自与学校教科书不同，生理、解剖、组织诸书，烦学者自备参考。至问此后讲义情形，第四期颇有增加，其一种名《病理各论》在编纂中。

伤寒、温病、痉、湿、暍为五种伤寒，乃新发明之说，与《难经》五种伤寒不同，热病大致不外此五种，其病理互详他种讲义。

中医、西医治法之优劣，不在辨证详略之间。足下所言，未中肯綮。奉赠《医学平议》一册，读之当可了然。

承示南京小儿时症，当是暑温，暑温以甘露消毒丹为特效药。所以热度起伏至月余不退者，误治故也。此病西医治之，多致心囊聚水。

永祚

18. 答祝志道 八月廿日

问伤寒是肾病， 风温是肝胆病

所以谓"伤寒是肾病"者，伤寒之始，病在太阳。太阳为膀胱之经气，膀胱为肾之腑，肾之经气曰少阴。所谓肾病者，不但指内分泌之腺体，亦不但指泌尿之脏器，乃谓太阳底面之少阴也。经云"善治者，治皮毛"，太阳是也；"其次治六腑"，膀胱是也；"其次治五脏"，肾是也。皮毛、腑脏，表里相应；太阳、少阴，虚实递传，探其本原，谓之肾病。

所以谓"风温是肝胆病"者，风温必胫酸、头痛，痛与酸皆属神经性，以其痛在足少阳经，故知是胆病；以其酸在足厥阴经，故知是肝病。至流行性脑症，则是痉病，与伤寒异治。风温与急性支气管炎皆以伤风咳嗽为前驱，既成支气管炎，则不当以经气论。第四期讲义有《病理各论》详说之。

再问足经病用重药， 手经病用轻药

手经、足经，轻药、重药之说，乃就热病立论。伤寒为肾病，可用附子；暑温为心病，宜甘露消毒丹，即其证也。急性支气管炎乃呼吸系局部病，寒化者可予小青龙，热化者但可麻、杏、甘、石、细辛，不可姜、桂。此当以寒热为辨，非所论于手足、轻重也。至于肠窒扶斯，乃因病菌以立名；而伤寒、温病，则因时序以立名，若比而同之，是治丝而棼之也。又，湿温属足太阴，非手太阳也，请待下期讲义详之。

侯氏黑散不能治中风，足下既以为然，然谓"侯氏黑散与五石散相近，可以治麻风"，非也。麻风为中毒性病，其浅者即潜伏性梅毒证，侯氏黑散、五石散无解毒之药，决不能治之。仲景予王仲宣五石散，仲宣固未服，不知足下亦曾见有麻风服五石散而愈者否？

所请"一月再发讲义"，具见好学之诚。然敝处函授开辩伊始，讲义有未脱稿者，有初着手编纂将以加入者，不能先期付印，即教务、事务人员有限，一月一发讲义，已觉日不暇给，亦不能再加工作。足下岂不知讲义之外，尚有课题及问难乎？即以足下为例，两礼拜以内发问八道，数百学员则发问数千道，敝处教员不过数人，虽废寝食，犹将不及酬对。且函授非学校之比，难以分班次；即分班次矣，退者进之，兼入者退之，亦必以中道为课程之标准，愿足下自省。函授以来，所得几何，如不为甚少，还宜少安毋躁也。

永祚

19. 答冯保定　八月廿一日

足下之病，是腰膂受湿所致，宜外治，用防己、桂枝、羌独活、细辛、艾叶研末，置布袋中，缚腰重之处。铁樵师云。

永祚

20. 答杨祖同　九月五日

热病以四时立病，冬曰伤寒，其病属肾；春曰风温，其病属肝胆；夏曰暑温，其病属心；长夏曰湿温，其病属脾。冬日围炉，原同于伤暑；夏日露宿，亦等之伤寒。然其病之传变，则必从四时之定例，故冬无暑温，夏亦无伤寒。

永祚

21. 答孙师韩、杨祖同

两太阳热属有积，而谓之少阳证者，其所以热，为胆火炎上；胆火所以炎上，为胃有积；胃既有积，自然起救济作用，呕吐而去之，故少阳证必见呕吐。呕吐者不可下之，以其积在胃故也；若积在肠，则为阳明腑证，可下之。《伤寒论》所称"胃家"，该胃肠而言，故云"胃中有燥矢"。燥矢必在肠中，可知也。

永祚

22. 答夏诵涟

同身寸，取病者男左、女右手中指上一节为一寸；亦有短长不定者，即取手大拇指第一节，横度为一寸。

永祚

23. 答王介之

舌以候胃，唇以候脾。脾者，腹部也。脾湿而胃燥为顺，反之为逆。舌干而唇润者，胃已燥化而未及脾，清之则愈。口苦者，黄芩证也；烦躁引饮者，石膏证也。若舌润而唇干，则为燥湿不能互化，所谓"浊阴在上，清阳在下"是也。风温、暑温见此证者，不能速愈，以其胃中有湿而脾已燥化，燥其湿则伤脾，清其热则伤胃，用药至难故也。

　　齿枯、面尘，并为肾腺枯竭之候。齿枯与阳明病齿干有别，其别在色泽。齿者，骨之余，骨属肾，故肾腺坏则见齿枯。面尘者，皮脂腺坏也，其见于热病者，大抵暑温误服姜、附所致。姜附之热，使肾腺急速枯竭，腺体周身一贯，故肾腺坏而皮脂腺亦坏矣。此外，潜伏性梅毒证，亦多见面尘。

永祚

24. 答茆维扬

　　体温是热，本非气，谓之"卫气"者，犹言热气、电气耳，其实电与热皆非气也。

永祚

25. 答范侠云

"温温欲吐","温"读如"温厚"之"温",谓满足而欲吐。此为许叔微所不能解者。

永祚

26. 答束天民

人郁怒则手足厥冷而头痛,甚且痉挛,是即所谓"肝之变动为握",以是知肝与头脑有关系也。脉歇至者,病灶在心房瓣膜,病因则为忧郁之甚,神经过敏,以是知肝与心脏有关系也。平人当春则意志怡悦,食欲、性欲皆亢进;忧郁之人,当春反病,其病多头痛、呕逆,食欲、性欲皆不振,以是知肝与肾腺卫仕有关系也。

永祚

27. 答严如寅

外感本是人体之触觉,并非视而可识、察而可见之事物。然人体因外感而起变化，则其所以致病者，乃是实质。

永祚

28. 答吴敬伯

热病必依《内经》以四时定名，而后能明病之传变，用药之宜轻、宜重。冬日热病曰伤寒，虽有受热者，然决无可用银花者；夏日热病曰温暑，虽有受寒者，亦决无可用麻黄者。冬日当闭藏，若近火而疏泄太过，则无以奉春生之令，至春发为温病；夏日伏阴在内，若引冷太过，则为洞泄寒中。是故冬日热病，决无暑温证；夏日热病，决无伤寒证。

永祚

29. 答吴少九

仲景所称温病、风温，究竟是一是二，难以质言。今以有风的见证者为风温，如发热而咳嗽、骨楚是也；其渴，不恶寒，传阳明者为温病，未必仲景之意果如此。外感但为人体触觉，并非视而可识、察而可见之事物。以病状为辨，有汗者名曰中风，无汗者名曰伤寒；以时序为辨，冬曰伤寒，春曰风温。至其感冒之时，是风、是寒，谁则见之？然既感冒而起变化，则其所以为病者，乃是实质。中风汗出而热不退者，体温为病也，汗腺为病也。而讲义云"外感出入"者，行文之便尔。

永祚

30. 答刘伟通

伟通学兄足下：九月三日第一次来函，快读一过，极为倾倒。

足下解释"营卫"两字，胸中雪亮，笔下无尘。觉鄙人讲义中所说，尚不免黏牙带齿。今后"中医学改良"一篇，亦复语语中肯，而字里行间有一股清气，如哀梨并剪，爽脆非常，都令我于足下发生甚深之感情。今后中医界安得如我兄者，为之整理亭毒，使得扫阴霾、见天日乎？对于此篇文字，鄙意有不同之处，愿与我兄商榷者如下。

足下所言者极持平，但欲使中医成一宝塔式之学说，此事大有商量。鄙人颇怀疑中国医学不能科学化，其所以不能之故，假使科学化，即改变其本有之性质，而使同化于西医，其结果恐是中医消灭。中医之好处，在方法简便，治病有效；而其难处，在治医者不易有标准；尤劣者，在不能将病理说得明白。然此为过去情形，若今后则不然。西国之解剖学、组织学、病理学、生理学，中医苟能一涉其藩，则如航行之得南针，暗室之得灯火，改良中医，其最要点实在此处。若将其本有之组织改变以从科学化，则反足以坏事。弟著有《病理各论》，第二、三册中说明此理颇详，本学期可以公布，现在暂勿赘述。抑吾又有感者，科学云者，并非解决宇宙间一切事物之惟一方法，何以故？如其宇宙中之神秘，科学胥能解决之，则非科学化不可；如其不然，则科学不过是学术之一种，并非绝对的，而是相对的。现时代不过是文化史中一个时期，千百年后，人之视现在之科学，犹之我辈视汉儒之经学、宋儒之理学。然则科学化者，不过是一个潮流。"潮流"云者，有起落，有极高，即有极下。现在正当此潮流极高之时，故明达。如足下亦以中医不能成宝塔式为憾事，弟则深知东方学术之不能成宝塔式，甚愿足下存此观念，为将来印证张本。质问第一条，弟衰朽老病，惮于考查，请孙君永祚答复。第二条"内风"云者，是对"外风"而言。外风是外感，内风是神经病，在西国病理即是潜伏性梅毒。中国古医书，于此两字之解说，并不甚明了。凡中医所谓"风"，皆是"动"之意义，其语根出于《易经》。第三、第五问，亦由孙君答复。其第四问与《内经讲义》第二问，总答如下。《内经》以五脏配五行，五

行之中复有生克之说，与瞎子算命差不多，中医莫明
其故，青年具科学头脑者，因此深恶痛疾之，此即五
行为人诟病之故。其实金、木、水、火、土云者，不
可执着字面解说，乃是古人习用之一种符号。《内经》
之本意，人禀天地之气以生，躯体中血液、淋巴、内
分泌皆有循环，肌肉、筋骨、细胞皆有新陈代谢，
《内经》谓此是法天则地，故云"上者右行，下者左
行"。而气候之有四时，即是循环；万物皆有生长老
病已，即是新陈代谢，故云"春生，夏长，秋收，冬
藏"。五脏与四时比附言之，肝主生，脾胃主长，肺
主收，肾主藏；而时只有四，脏则有五，于是牵合迁
就以为说，谓"心不受邪"，又云"脾胃灌溉四旁"，
因此之故，其说遂繁复。其详在讲义，汇通观之，可
以明白。故云五脏配四时，因不便于说法，复以
"木"字代"春"字，"火"字代"夏"字，"金"字
代"秋"字，"水"字代"冬"字。今诟病五行，谓
中医不通，犹之指算学书中之天人、甲乙，而以《九
章算术》为不通，其实去真际甚远也。木见金脉、金
见火脉，其意与月令中春行秋令、秋行夏令同。脉学
第一问，颜额黑为肾病。此可分数层说明之。其一，
面色之红与白，是血健全与否所著之色，例如饮酒而
面红，失血而面白，其色隐于皮肤之下者是也。健体
面色亮，病体面色暗。所谓亮，即肌肤莹澈之谓。此
种是腺体内分泌所著之色。女人妊娠期，面色必亮；

男子病白浊者，其颜额必暗，是其证也。其二，《内经》所谓"天癸"即是指肾腺，指内分泌。就生理之形态言之，躯体中腺是一个系统，其基础是生殖腺，其末梢是皮脂腺。无论男女，在发育期，则如好花初放，色泽必亮；至衰老时，须发白而面色枯萎。《内经》指青年发育期为肾气盛，指老年面色枯暗为天癸竭，是其证也。其三，凡花柳病，是肾腺中毒，其见于面者，为无光之暗黑色；病至极重时，满面皆黑，而当其初期最先发见者，则在颜额。凡大病面色枯暗，至病愈精神恢复，则面色发亮，而其著之于面与人以可见者，其第一步必在颜额，是其证也。第二问，气粗病在胃，专指热病说。凡发热，肌表感寒，则消化必不良；胃中停积，则肌表容易感寒，因此推知胃神经与肌表汗腺分泌神经有直接关系。以故凡热病初一步恶寒，后一步化热，化热之后，渴、不恶寒，仲景谓之阳明病。阳明者，胃也。胃热甚则其气上逆，因而气粗。此所以说病在胃。又，石膏是清胃之药，其效力是消炎，其发生效力之地位是阳明。凡热病阳明证气粗，得石膏，其气即平。执果溯因，气粗虽是气管窒，但病灶在气管，病源则在胃，此又其第二证据。

第三问，颅陷恒见于泄泻之证。全体水分奔迫向下，体工不及起救济，身半以上血液、淋巴都感不足，小孩颅骨未合，故其囟如碟子。此时脏气悉乱，恐慌已甚，当然是危证。

铁樵谨复

31. 答刘绍先

问：一男子六十七岁，春冬睡后两脚转筋，必须下床，以冷物取冷乃止，若遇热则痛甚。

此为虚热向下迫之证，与流火相类。流火当服石膏，此证若别有虚象，则石膏当斟酌。

问：一女子三十四岁，患白带八年，经行小腹胀痛，量多，有紫块，淋沥八九日，手足心热，多梦，胫踝肿，便约，鼻中有热气冲出。服归脾、八珍差，白带不止。

此为肝肾病，治肝宜改换心境，治肾当节欲。玉液金丹、胎产金丹久服可愈。

永祚

32. 胡剑农问

疑问：《医学入门》第一期九页，"肾腺生理"

肾上腺为内分泌无管腺之一，它的分泌物激动素出于髓质，激动素又名曰抽精，西文叫 Epinephrin，激动素的主要功能为影响于平滑筋底收缩，换句话，它就是能收缩不受我们的意志所管束的肌肉。所以用动物抽出来之激动素，能医治病者毛细管动脉出血，还有关于类似的病，如虚脱气喘，究竟医不来痨病。有时因痨菌侵袭肾上腺，那病人的皮肤色素就要变为褐色，和消化系扰乱、血压低降等，这病名叫阿迪松氏病。Addisons diseases。先生所指的究何物？请教正。

错误一：《伤寒讲义》 第一期六页，"妇人难产，肠随胎下"

子宫和肠绝不贯通，因尚有子宫筋和腹膜等阻隔。事实上所碰到的，肠下坠到子宫里去，产科上名为"子宫内裂"，但肠无论如何不会下坠的，是用手往子宫底触得的。它的原因为胎儿横位，羊水泄得太早，持续分娩，子宫肌就起了痉挛；或是医生施行粗暴的回转手术等，把子宫破裂，或演成可怕子宫内出血症。治疗法只有迅速剖腹，施行外科手术，把裂创缝合，始能见功。所谓"以艾火灸头顶百会穴，肠可立收"，究无此理。此并不是肠随胎下，乃是产后子宫下垂，西法治疗用手术整复还纳。请更正。

疑问:《脉学讲义》第一期廿二页,"半身不遂"

半身不遂指定为脑溢血(中风),不妥。关于这一类的病原很多,我把它举例出来。

脑出血 原因:为血管硬化、酒精中毒、铅中毒、梅毒。见证:颜面潮红,喎斜,半身不遂。

脊髓痨 原因:为梅毒居多数。见症:半身不遂。

多发性脑脊髓硬化 原因:酒精中毒、传染病后、水银、铅中毒。见病:半身不遂。

脊髓性麻痹 原因:传染病后,多发于小儿,成人亦有之。见症:半身不遂。

急性上行性脊髓麻痹 原因:不明。见症:半身不遂。

进行性麻痹 原因:梅毒。见症:半身不遂。

歇司得里 原因:不明,无解剖变化。见症:半身不遂。

已举出上面七种相类的见症,其实原因和病灶的变化各不同,除脑出血又名"溢血卒中"、旧说"中风"外,都不能见血。但脑出血明明颜面潮红,不过它的血不能流到外面来罢了。因脑动脉生于深部,有三层脑膜蔽护,外面再加坚固头骨,又不和其他器官贯通,所以临床上只见颜面潮红,表显它的血压亢进,出血的部位没有一定,假使出血在脑里内囊附近,就呈半身不遂;同时颜面、四肢神经都遭波及,故有颜面㖞斜、言语障碍、意识混浊、痰声漉漉、抽搐等象。有时脑动脉会把溢出的血吸收，那时就会意识清明，诚如先生说"治之得法而愈，或不愈"不错。它的症状是千变万化，倘出血在中央回转及副中叶，它的见症只是局部不遂，如先生说"运动纤维神经断绝"就不对了，因为脑中枢的纤维皆是无鞘的，一经断了，如何会生？合在末梢知觉神经，解剖上切断则有之。讲到出血不见血，事实很多，例如我们的手，或其他部分，被器物所击伤，皮下血管断裂，往往见局部紫色（静脉出血），红肿隆起，何以它的血不会溢出外来呢？这岂不是同一原理吧？归根结底说，

（一）半身不遂不可遽定为脑出血；

（二）出血不见血，例子很多；

（三）脑溢血确是血管硬化缘故。

冒昧直陈，请教正。

33. 答胡剑农

剑农学兄足下：手示拜悉。弟于西国医学仅仅一涉其藩，原不过知其粗枝大叶而已，函授讲义中涉及西国学说之处，错误当不能免，得直谅多闻如我兄者为之纠正，岂但鄙人喜有诤友，即改良国医实有赖焉。且读足下问难之函，具见心气之和平，尤令人钦佩。

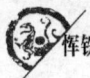

现在国医馆正在整顿医学，将来敝处讲义为国医馆所采用亦未可知，果尔，则此讲义尤不容不详细探讨。来函所言各节，都已分别附识书眉，呈诸国医馆；一面刊入敝处《答问汇编》中，以审诸同学。至于鄙意所欲言者，略陈如次，即希鉴察。

《脉学讲义》第一期指半身不遂为中风，此因中医习惯以"半身不遂"四字为一名词，往往与"中风"互言，故拙著亦仍其习惯言之。至足下所举诸例，中医则谓之"著痹，谓之"瘫痪"，明明半身不遂，然不名为"半身不遂"也。"脉管破裂不出血"之说，极精可佩。脑出血之中风，其为脉管硬化，固无疑义。然西国学说以中风为脑充血，而有放血之治法，弟所见者其结果都不良，故甚怀疑"充血"之说，以为是纤维断绝，此因鄙人杜撰之说。然曾见有颊车自动不已，如咀嚼食物状，亘日夜略无休息时，此当是三叉神经之侧枝为病。其所以咀嚼不已者，当是制动神经坏变，虽不必断绝，至少必已麻痹。又，中风牙关紧闭者甚多，用皂角、麝香、蝎尾等药擦之即开；但曾有数次遇牙关紧闭，绝对不得开，半日许即死者，如其非纤维断绝，恐不至此。有鞘、无鞘与断绝之难易有何等关系，弟所不知，惟中枢神经之在大脑者，灰白质即是鞘。中毒性中风证，最后灰白质脓化，无语言能。以之比较上列两种，则断绝之推测，当亦离事实不远。要之，神经系病经得研究，《内经》

论天人关系，谓"鬼臾区其上候而已"，至今五千年，天文台测地震仍未必准确，医学中神经系病实有此种蹊径，足下以为然耶？《医学入门》中弟所说肾上腺内分泌，是阿涉来乃灵 Adrenalin，排印错误，致不成字。

开学演辞中"难产，肠随胎下"。足下驳论极有价值。但俗名"盘肠产"是事实，艾灸百会穴而肠即收入，亦是事实，不过弟未尝亲见，旧医籍中常言之。敝同学孙永祚曾举此以问德医产科博士，德医谓："多产之妇，遇旧式收生婆，手术拙劣者，致会阴破裂，则直肠一段容有自前阴流出者；若新法收生，当不至此。"并谓："灸百会而肠收，亦尝数闻其事。"是旧说为不诬也。窃谓今日中西医实有交换知识之必要，若足下所致问难，都有补于鄙人函授。

甚愿足下此后阅鄙人讲义，常用西说对勘，加以批评，如今番问难之比，按月寄示，俾可刊布，则所以改进中医者，不可量矣。临纸曷胜企祷之诚，谨问箸祺。

弟　恽铁樵顿首

34. 冯骏岑问

鄙意"卫气"与"卫"应有分别，卫气既系人身

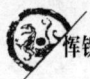

抵抗力之所在与其变化，则卫只是卫气因抵抗侵袭人身之寒邪而发生之功用与动作，因卫气是卫外之主体，而卫则系因保体温而发生之工作或行动。此与"血"与"营血"非一物者相同，血自血，营自营；血是一种汁液，而营则是血液营养人身之功能。如手自手，手工自手工，必用手所做成之事物为手工，而非手工即是手。故卫气是体温，而体温抵抗外寒、保护人身固有温度之功能曰卫。是否如此，乞明示。

"营卫"本以动词为名词，得此解释，益明白，然言"营卫"与言"营气、卫气"一也。

永祚

"太阳为膀胱之经气"一语，鄙意"经气"似应作"经路"。盖膀胱是太阳经路之源，而以膀胱为大本营，为中枢，由膀胱分布全身之经脉所经过之区域为太阳经。譬之河北、河南、湖北各省市村镇，为平汉铁路所经过之地，曰平汉路。然则太阳病是策源于肾之膀胱，诸经络之某部分受病，而非肾脏本身之病。譬如齿为肾之标，齿疼有关于肾，而疼属齿神经，而决非属肾脏。是否，乞示。

柯韵伯尝释六经为"经界"，犹未及此说之明白畅达。以足下思想之敏锐，读书之有神悟，加以经验，必成大医无疑。

永祚

"玄府"之义，按《中国医学大辞典》释作"皮肤间出汗之孔"，与同书所释"腠理"二字之义相混。但"腠理疏，玄府开"云者，腠理自腠理，玄府自玄府。究竟"腠理"、"玄府"二者之真确解释为何？有无分别？

《金匮》云："腠者，是三焦通会元真之处，为血气所注；理者，是皮肤之文理。"沈释曰："躯壳、脏腑、肌肉、皮肤相合罅之路为腠，脏腑、筋骨、肌肉、皮肤出入之窍为理。"然则玄府是汗孔，在腠理之间。

永祚

35. 答滕兆祥 九月卅日

问：一妇人，面黄羸瘦，腰酸，四肢无力，月经从大便行，脉细弱，舌苔淡白。

答：此当为小肠下血症，以小肠下血，故不月，非经水从肠间下也。治小肠下血，以炒槐米、棕皮炭、炙牛角腮、生地、当归身为主。

铁樵

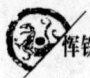

36. 答蒋颂椒　九月卅日

问合和

药剂皆是机械的混合物，不是化学的化合物，不但中国药剂如此，恐西医药剂亦如此。足下疑"数药同煮化合，则俱失其本来性质，而变成别一种性质"，此个非通化学者不能道，然本草有相恶、相反者，恐即是二药相遇而起化学作用之谓。而旧方用药，亦有相恶、相反者，如甘遂与甘草合用，钟乳与麦术同用，或利用其有化学作用也。沈存中《良方》序，颇识此理，何妨一看。

永祚

问血压

血行有压力，故能自心房达于四末。血管软伸缩力强，则血压低；血管硬伸缩力弱，则血压高。西医有量血压之表，中医但就脉息之软硬测之。

永祚

37. 答任零生

节气变换，地上动植物皆随之而变换，所谓七十二候是也，是故人之疾病恒以节候为剧易。春分、秋分者，阴阳之交会；夏至、冬至者，阴阳之始终，故谓之"大节气"。若一日之间，黎明、薄暮，亦是阴阳之交会；日中、夜半，亦是阴阳之始终，故疾病亦以此为候。

永祚

38. 答黄坚白

敝处讲义限于内科，所举俞穴不过得其大齐，以明生理、病理而已。若欲考正穴法，则请求之针灸专家。人各有能、有不能，旧医分十三科，正为此故。

永祚

39. 答侯见光

温病、伤寒，旧说最为纠纷，可以愈研究愈不明白。鄙意以为当折衷《内经》，别立简明方法，以诊病有标准，用药能取效为目的。拙著旧稿有《温病明理》，衡以五六年来研究所得，亦不满意，现在将此稿重加修正，加入第二学期讲义，将来足下读之，当可了然。

铁樵

40. 答王远君

问：妇人三十三岁，月经无病，不生育。西医谓其子宫后曲，幼时跳跃所致。有无治法？

此属冲任病，有治法，或可服丙种宝月丹半年。

道周

41. 答束天民

"神转不回， 回则不转" 之商榷

《内经》本极难读，愈探讨则其义愈多，断无自以为是之理。鄙人亦仅一涉其藩，足下所言亦自有理，此种只能作为悬案。假使发明一句、二句于治病有益，即是可存之说，如其于治病不合，虽说理圆满，亦当阙疑。照此方法研究，庶无流弊，固不必有彼我之见横梗于胸中也。

道周

42. 祝志道问

"柔痉即神经瘫" 之四质疑

大论"痉湿暍篇"柔痉之证略而不详，而陷胸丸证有"项强如柔痉状"之文，彼此相证，知柔痉当有项强，此以经证经而可信者。（一）陷胸丸证有项强，日本人医案中屡见之，问者亦尝亲验，此就事实上而可信者。（二）今读答辞，如始则曰："陷胸丸之项强，乃胃肠神经病波及延髓"。（案：此说似亦认有项强。）再则曰："仲景以陷胸丸证有汗，故以柔痉之有汗比之。"（案：此解于经文不合，盖仲景明言"结胸，项背强，如柔痉状"，非谓"结胸，有汗，如柔痉状"也。）三则曰："仲景或以项强为柔痉，吾却以神经瘫为柔痉"。（案：柔痉究竟有无项强？"陷胸丸"节文字是否有误？当考证经文及事实，始可决定。兹下一"或"字，且"吾却"云云，语意颇觉含糊，论调亦近高压。）又曰："仲景谓结胸项强，吾见大陷胸证项不强。"（案：仲景未言诸结胸皆项强，特陷胸丸证则项强耳。原书具在，不难覆案。由此可知孙先生所见者，乃大陷胸汤证，非大陷胸丸证。）又曰："足下必不许仲景有误，吾却谓仲景法不皆可用。"（案：

"问者并未言仲景必无误，屡次拙问之意，正疑仲景或有误，故提出以求解答耳。）综合前后所云，令人更滋疑点，揆诸"执经问难，不厌求详"之旨，爰不惮辞费，再上疑问，伫候明教。

足下辩论愈多，去本题愈远，今请循其本。足下问："柔痉非神经瘫"，以仲景论柔痉有"项强"之文为证。吾答："仲景以有汗、无汗分别刚痉、柔痉，吾侪以神经紧张、弛缓分别刚痉、柔痉，故与仲景不同"。足下不许仲景有误，故用仲景法为高压论调，吾则谓仲景分别不当，不受此高压，于是题无胜义。至论及陷胸证当有汗者，乃从仲景之言推想尔。其实陷胸主要证不在有汗，亦不在项强，更恐项强者不可用陷胸汤丸。陷胸汤丸证并极难得见，足下乃谓"日本医案中屡见项强之陷胸证"，吾知日本医杀人多矣。

"中风非脑出血" 之再质疑

前拙问，根据西说中风为脑出血，答辞斥为非是。今又读答辞，谓"西医之说，本诸解剖，自不为诬。但见西医治法，结果皆不良，执果溯因，有此怀疑"云云。（案：此又似默认西说为是。）窃思学识无止境，据理讨论则可也，若凭片面理想，无实验证据，即公然排斥，此不能折西医之心，解学者之惑。西医治病固多拙劣，而论病理则甚精切。吾人不能因其治法之不良，即反对其实验之病理。又，中风之证，固有绝对不可开者，要亦由出血灶侵及某种神经所致。是否，祈教正。

脑出血之说，西医所谓铁案如山者，何劳足下为之申辩。但吾侪既不能解剖，不能使用爱克司光，只可从病形、病态推想；推想而得病理，由病理立为治法；治病而有效，知其推想不误。解剖、验光而得病灶，由是立为治法，治病而不效，知其解剖、验光未精。